参茸苓草秉天地精华成地道药材
丸散膏丹聚四气五味可治病活人

《千金》论云：“夫寻方学之要，以救速为贵，是以养生之家，须预合成熟药，以备仓卒之急”。说明熟药，即丸散膏丹是医家病家必备之方药。预辑妙方，救急拯危，甚为稳妥。医家按证施治，选方用药，随手可得，病家检方疗疾，用之中的，早日康复，且俱可按图索骥，以备缓急。此乃一举两得之功。

中国丸散膏丹方药全书

泌尿系统疾病

程爵棠　程功文　主编

學苑出版社

图书在版编目(CIP)数据

中国丸散膏丹方药全书·泌尿系统疾病卷／程爵棠主编.
北京：学苑出版社，2010.5(2012.1 重印)
ISBN 978-7-5077-3540-6

Ⅰ.①中… Ⅱ.①程… Ⅲ.①泌尿系统疾病-中成药
Ⅳ.①R286

中国版本图书馆 CIP 数据核字(2010)第 058911 号

本书方中不明药物可电询作者：
13263987563 07988469796

责任编辑： 陈 辉 付国英
出版发行： 学苑出版社
社　　址： 北京市丰台区南方庄 2 号院 1 号楼
邮政编码： 100079
网　　址： www.book001.com
电子信箱： xueyuan@public.bta.net.cn
销售电话： 010-67675512、67678944、67601101（邮购）
经　　销： 新华书店
印 刷 厂： 北京市广内印刷厂
开本尺寸： 890×1240 1/32
印　　张： 10.375
字　　数： 246 千字
印　　数： 3001—5000 册
版　　次： 2010 年 8 月第 1 版
印　　次： 2012 年 1 月第 2 次印刷
定　　价： 22.00 元

前　言

《千金》论云："夫寻方学之要，以救速为贵，是以养生之家，须预合成熟药，以备仓卒之急。"论中所说熟药，即丸散膏丹，说明其是医家病家必备之方药，可备仓卒之用。预辑妙方，救急拯危，甚为稳妥。医家按证施治，选方用药，随手可得；病家检方疗疾，用之中的可早日康复，且俱可按图索骥，以备缓急。此乃一举两得之功。因此，总结和推广丸散膏丹治疗疾病的经验妙方，惠及千家，具有重要意义！

祖国医学医方浩如烟海，但多散见于医籍和期刊杂志之中，医家用时仓促难寻，深感不便，病家更是一头雾水，无所适从。寻选方药更犹如大海淘金，寻方不易，寻效方更难，"夫千金之殊，必在九重之渊"（《庄子·列御寇》）。《秘方求真》亦云："效方固然甚多，但疗效平平者亦复不少。"正如古人所言："千方易得，一效难求。"全国著名中医专家刘渡舟教授亦说："治病之法甚多，而良法妙法难求。"张长沙云："博采众方，良有以也。"名医救人，一方一法重于千金，非同小可，蕴藏着诸多医家心血结晶与千锤百炼功夫。所以名医名方尤为方中珍宝。慧眼认方，重在验证；博采众方，贵在筛选。即选方尤以实用高效为辑入第一要务。

是故，本丛书作者本着“削繁存要，择效而辑”的原则，编写了《中国丸散膏丹方药全书》，分为《传染病》、《呼吸系统疾病》、《脾胃病》、《肝胆病》、《心脑血管疾病》、《神经系统疾病》、《泌尿系统疾病》、《精神病》、《关节炎》、《男科病》、《妇科病》、《儿科病》、《骨伤科病》、《血液与甲状腺疾病》、《疮疡痈疽病》、《皮肤病》、《眼病》、《耳鼻咽喉口腔病》、《糖尿病肥胖病高脂血症》、《美容美发与补益保健》、《肿瘤》等21部共460多万字，计14763首方。

随着现代科学技术的发展，祖国医学事业也突飞猛进、飞速发展。本套丛书选方标准如下：一是以现代临床效验方为主，兼收历代名方；二是取材方便，实用高效；三是在工艺上除了传统的丸、散、膏、丹外，还收入了胶囊、糖浆、片剂等现代工艺制剂，实际上这些成药也是丸散膏丹传统制药的传承发展与创新。如此选方，力求给现代中医临床工作者、中医爱好者、患者及家属，提供治病的新经验、新成果、新验方。每方均按“组成、制法、用法、功能、主治、加减、附记”等依次排列，条分缕析，井然有序。附记中包括方剂来源、禁忌、忌口及注意事项等。所选录之方，都是医家医门绝技方中珍宝。一病有一病之妙方，一方有一方之妙用，且屡试屡验，疗效显著。

必须说明的是：其一，书中收载之方，有的是从笔者医学笔记或《集验中成药》、《民间百病良方》、《名医治验良方》等内部资料中转录。因据验证疗效确切而随时录之，故仅列资料来源或方剂作者，未能详列，敬请见谅！其二，原方无方名者，今方名均为笔者拟加。其三，书中所列之方，既有口服，又有外用，均在每方用法中一一作了说明，务必按要求使用。日服，均为每日早、晚各服1次。其四，忌服、慎用及注意事项等均在附记中作了说明。其五，书中大量的方药制备方法是以简单方便、就地取材为主，目的在于给一些缺医少药的偏远地区的乡村医生或卫生所提供简便验廉的制药方法，而非为药厂提供生产成药的制作工艺。

本丛书的编写力求由博而精，注重实效，以实用为首务，虽然竭力而为，倾囊而曝，但囿于手中文献资料有限，定有遗漏。同时，承蒙程美红、文力、刘一平、刘华、刘荷花、新苗、李显平、程铭、程平、程华、程文等协助作了大量的资料收集整理工作，谨表谢意。

本丛书几经易稿，历经数年，虽力求无误，但由于笔者学识浅薄，经验不足，如有缺点和错误之处，恳请同仁高贤和广大读者不吝教言，批评赐正。

程爵棠

2007年12月于中国瓷都景德镇

目 录

一、肾小球肾炎

二、肾功能衰竭

三、肾病综合征

四、肾盂肾炎

五、肾结核

六、泌尿系感染

七、淋 证

八、泌尿系结石

九、乳糜尿

十、小便异常

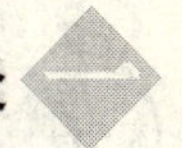

一、肾小球肾炎

肾小球肾炎，简称肾炎，属中医“水肿”范畴。一年四季均可发病，是临床常见病。根据临床表现，一般可分为急性肾炎和慢性肾炎两大类。急性肾炎，是以血尿、少尿、蛋白尿、水肿及高血压为主要临床表现，多属中医“风水”、“阳水”范畴，且多见于儿童及青少年。慢性肾炎，系由多种病因引起，具有进行性倾向的慢性肾脏炎症，病程均在1年以上，逐渐发展，多属中医“虚损”、“阴水”范畴，且多见于中老年人，男性多于女性。

病　因

病关三脏（肺、脾、肾），其本在肾。多因肺、脾、肾三脏功能失调所致。急性肾炎，多由外感风寒、风热、湿毒引起。外邪犯肺，肺失宣降，不能通调水道，下输膀胱，风水相搏，故诸症相因而起。日久不愈，三脏必虚，“穷必归肾”而转化成慢性肾炎。或先由三脏功能失调而致水湿内停，复感风邪所致。

症　状

起病较急，浮肿始自眼睑，次及头面及全身，多伴寒热、咳喘或腰痛，尿中有红细胞、白细胞及蛋白，或血压增高，或咽喉肿痛。1/3病人可见红茶酱油样或洗肉水样尿，多数病人起病初期有尿量减少，个别病人可有短时间无尿；90%病人有不同程度水肿等，多属急性肾炎。全身浮肿，腹水臌满，肢冷畏寒，重在脾虚；水肿重在下部，腰酸腿软，动则气喘，重在肾虚；周身浮

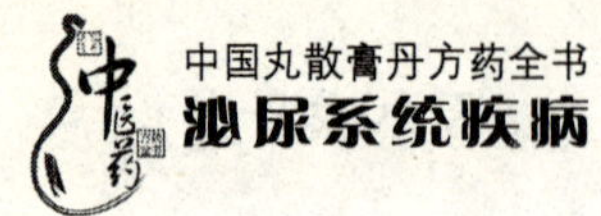

肿，腹水明显，胸腹胀满，重在三焦壅滞等；多为慢性肾炎。根据笔者家传经验："凡水肿，重在上部，重在肺；重在下部，重在肾；周身浮肿，重在脾。凡肌肤肿胀处，以手指按之，凹陷处，迅即复起，多为阳水；迟缓而复者，多为阴水。阳水责之肺脾；阴水责之肾脾。总之三脏相干，惟各有侧重而已。"

治疗方药

1. 温阳利水膏

【组成】别直参 30 克（另烧汁，冲入收膏），黄芪 90 克（水炙），熟附片 45 克，野于术 90 克，云茯苓 120 克，甘草 15 克（水炙），怀山药 90 克，炒当归 45 克，甘枸杞 45 克，炒熟地黄 90 克（砂仁 24 克拌炒），大黄炭 120 克，煨益智仁 90 克，破故纸 45 克，川厚朴 24 克，白蔻仁 24 克（捣碎），炒枳壳 45 克，怀牛膝 60 克，陈木瓜 45 克，炒泽泻 90 克，广陈皮 45 克，焦薏苡仁 120 克，大红枣 120 克。另加龟鹿二仙胶 90 克，驴皮胶 120 克。

【制法】膏滋。上药除别直参外，余药加水煎煮 3 次，滤汁去渣，合并 3 次滤液，加热浓缩成清膏，再将别直参汁冲入清膏，然后将龟鹿二仙胶、驴皮胶加入清膏至溶和匀收膏即成。收贮备用。

【用法】口服。冬令进补，每次服 1 汤匙，每日服 3 次，温开水调服。

【功能】温补脾肾、助阳退肿。

【主治】水肿（慢性肾炎），证属脾肾阳虚型（阴水）。

【附记】引自程爵棠《百病中医膏散疗法》。秦伯未方。屡用屡验，效佳。凡脾肾阳虚，水湿困脾之慢性肾炎（阴水），当水邪得解，正气渐复之时进用颇为适宜。或作辅助治疗之用，效果更佳。

2. 肾康散

【组成】紫丹参100克，益母草100克，生茅根100克，夏枯草50克，桑白皮30克，生槐花50克，土茯苓100克，藿香30克，泽泻50克。

【制法】散剂。上药烘干，共研极细末，和匀过筛，贮瓶备用。

【用法】口服。每次服10～15克，每日服3次，温开水冲服。

【功能】凉血活血、清肺泻肺、利水消肿。

【主治】急性肾炎（阳水），或慢性肾炎急性发作。

【附记】引自程爵棠《百病中医膏散疗法》。笔者祖传验方。总结治疗350例，其中急性肾炎195例，慢性肾炎急性发作155例。结果：临床治愈（临床症状消失，尿常规等检查恢复正常）210例，显效（临床症状基本消失，尿常规等检查显著好转）101例，有效（症状减轻，尿常规改善）35例，无效4例。总有效率为98.86%。

3. 肾炎散

【组成】野刺梅100克（干茎根），黄芪4.5克，蝉衣3克。

【制法】散剂。上药共研极细末，和匀，分包备用，每包重32克（内含药散22克，白糖8克，淀粉2克）。

【用法】口服。成人每次服1包，小儿半包，每日服3次，温开水冲服。

【功能】利尿消肿。

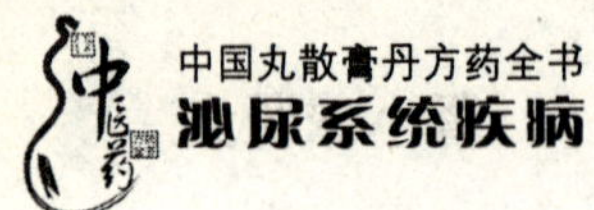

【主治】急性肾炎（水肿）。

【附记】引自程爵棠《百病中医膏散疗法》。治疗40例，总有效率达100％，无1例低钾血症发生。方中野刺梅入肾经，古人用于下肢水肿、遗精、疝气等症；黄芪益气、壮阳、健脾；蝉衣散风、抗过敏，合用共奏利尿消肿之功。

4. 三 白 散

【组成】白牵牛60克（头末），桑白皮30克（姜汁炒），生白术30克，陈皮30克，木通30克。

【制法】散剂。上药共研极细末，和匀，贮瓶备用。

【用法】口服。每次服6克，空腹时，用淡姜汤送服。每日服3次。未效再服。

【功能】泻肺健脾、逐水消肿。

【主治】水肿（阳水），囊肿，二便不通。

【附记】引自清代张璐《张氏医通》。屡用特效。

5. 汉防己散

【组成】汉防己0.9克，猪苓0.9克，陈橘皮60克，海蛤30克，赤茯苓0.9克，桑根白皮0.9克，白术15克，木香15克，槟榔30克，紫苏30克，木通30克。

【制法】散剂。上药共研为末，和匀，贮瓶备用。

【用法】口服。每次服9克，布包加生姜2片，水煎，去渣，不拘时温服。每日服2次。

【功能】健脾利水、纳肾止喘。

【主治】虚劳，四肢浮肿，喘息促急，小便不利，坐卧不安或痢后，四肢浮肿。

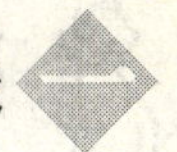

【附记】引自日本丹波元坚《杂病广要》。屡用效佳。

6. 健脾益肾膏

【组成】生地黄150克，熟地黄150克，茯苓300克，泽泻150克，怀山药300克，山茱萸300克，菟丝子150克，党参150克，川牛膝150克，怀牛膝150克，车前子300克，生黄芪300克，炒白术150克，益母草300克，丹参150克，炙甘草300克，阿胶100克，龟板胶200克。

【制法】膏滋。上药除阿胶、龟板胶外，余药加水煎煮3次，滤汁去渣，合并3次滤液，加热浓缩成清膏，再将阿胶、龟板胶加适量黄酒浸泡后隔水炖烊，冲入清膏和匀，然后加蜂蜜300克收膏即成。收贮备用。

【用法】口服。每次服15～30克，每日服2次，开水调服。

【功能】健脾益肾、活血利水。

【主治】慢性肾炎（脾肾虚损型）。多表现为水肿明显，四肢发冷，腰酸腿软，胃口不好，大便溏薄等。

【加减】如四肢怕冷明显者，加附子30克（切片），肉桂15克；如反复感冒者，加防风150克，荆芥100克；如顽固性血尿者，加旱莲草300克，仙鹤草300克，三七90克，山棯根150克；如严重蛋白尿者，加莲子100克，芡实300克，白果150克，鹿含草150克。

【附记】引自汪文娟《中医膏方指南》。屡用效佳。

7. 健脾利湿膏

【组成】防已100克，黄芪300克，白术150克，苍术100克，茯苓150克，党参100克，猪苓150克，泽泻100克，桂枝

30克，川牛膝100克，冬瓜皮200克，川芎30克，延胡索60克。

【制法】膏滋。上药加水煎煮3次，滤汁去渣，合并3次滤液，加热浓缩成清膏，再加蜂蜜300克收膏即成。收贮备用。

【用法】口服。每次服15～30克，每日服2次，开水调服。

【功能】益气健脾、利湿消肿。

【主治】慢性肾炎（脾虚湿困型）。多表现为水肿明显，脘腹闷胀，神疲乏力，少气懒言等。

【加减】如脘腹胀满，食欲不振者，加陈皮300克，山药300克，砂仁300克，白豆蔻300克；如大便溏薄者，加薏苡仁300克，扁豆300克，山药300克。

【附记】引自汪文娟《中医膏方指南》。屡用效佳。在服药治疗期间应做好自我调摄：①当出现严重腰酸乏力、头晕及反复水肿时，应及时去医院确诊，以免贻误病情，使病情复杂难治；②适当休息，避免剧烈运动；③坚持信心，积极配合治疗，力求早日康复；④合理饮食，限制食盐摄入（每日氯化钠摄入量为1～3克）；⑤水肿明显者，可多吃冬瓜、赤豆、鲤鱼；小便中常有红细胞者，可吃莲藕、茄子、荠菜等；高血压者，多吃芹菜、番茄、木耳等。

8. 四味片

【组成】细梗胡栀子50克，黄芪12克，黄芩9克，石韦12克。

【制法】片剂。上药依法加工，压制成片，每片重0.35克，贮瓶备用。

【用法】口服。每次服11片，每日服3次，温开水送服。小儿酌减。

【功能】益气健脾清热。

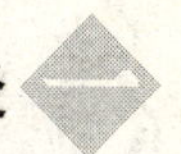

【主治】慢性肾炎。

【附记】引自胡熙明《中国中医秘方大全》。湖北省武汉医学院附属第二医院方。方中细梗胡栀子是湖北民间治疗慢性肾炎的单方，为豆科胡栀子属植物。佐以黄芪、黄芩、石韦加强补气、利尿、清热解毒作用。本方对慢性肾炎普通型伴有湿热症者效果较好。

9. 慢肾口服液（一）

【组成】白花蛇舌草30克，蝉衣9克，七叶一枝花15克，蒲公英30克，板蓝根30克，玉米须30克，生米仁20克，田字草30克，铁扫帚30克，鲜茅根30克。

【制法】浓缩液。上药加水煎煮3次，滤汁去渣，合并3次滤液，加热浓缩成口服液。每毫升含生药2克。贮瓶备用。

【用法】口服。每次服20毫升，每日服2次。

【功能】清热解毒利湿。

【主治】隐匿性肾炎或慢性肾炎普通型见湿热者。

【加减】肺脾气虚，少腹坠胀，小便不畅者，加升麻9克，党参15克；体虚怕冷，常易感冒者，加黄芪30克，白术15克，防风9克；皮肤感染湿疹者，加地肤子30克，白藓皮30克；关节酸痛者，加徐长卿30克，威灵仙30克，金雀根30克；小便短赤或涩痛者，加滋肾通关丸15克；尿检有颗粒管型者，加忏忏活30克。

【附记】引自《名医治验良方》。徐嵩年方。屡用效佳。

10. 慢肾口服液（二）

【组成】党参12克，黄芪12克，白术12克，茯苓12克，黄连3克，炮姜3克，丹参30克，生地榆30克，马鞭草30克，桑椹子30克，炙甘草9克，当归12克，大枣4枚。

【制法】浓缩液。上药加水煎煮3次，滤汁去渣，合并3次滤液，加热浓缩成口服液。每毫升含生药2克。贮瓶备用。

【用法】口服。每次服20毫升，每日服2次。

【功能】益气活血。

【主治】慢性肾炎蛋白尿及红血球同时出现者。

【加减】详见“慢肾口服液（一）”。

【附记】引自《名医治验良方》。徐嵩年方。屡用效佳。

11. 慢肾口服液（三）

【组成】黄精30克，大蓟30克，小石韦30克，益母草30克，覆盆子30克，熟地黄15克，杜仲15克，补骨脂15克，细辛3克，核桃肉15枚（捣碎）。

【制法】浓缩液。上药加水煎煮3次，滤汁去渣，合并3次滤液，加热浓缩成口服液。每毫升含生药2克。贮瓶备用。

【用法】口服。每次服20毫升，每日服2次。

【功能】滋阴补肾固涩。

【主治】慢性肾炎普通型以蛋白尿为主者。

【加减】详见“慢肾口服液（一）”。

【附记】引自《名医治验良方》。徐嵩年方。屡用效佳。

12. 清水肿膏

【组成】田螺、大蒜、车前子各等份。

【制法】药膏。上药共捣烂泥膏状，备用。

【用法】外用。用时取药泥15克，做成药饼，贴敷肚脐上，

上盖敷料，胶布固定。每日或隔日换药1次。

【功能】利水消肿。

【主治】水肿。

【附记】引自程爵棠《百病中医膏散疗法》。民间方。屡用神效。药后水从小便而出，数日而愈。

13. 神应散

【组成】广木香9克，泽泻15克，槟榔15克，椒目15克，大黄45克，黑牵牛30克，黑附子15克(用湿纸裹煨裂)。

【制法】散剂。上药共研极细末，和匀，贮瓶备用。

【用法】口服。每次服15克，每日服1～2次，以樟柳根自然汁、蜂蜜一大匙，加温开水调服。

【功能】理气助阳、利水消肿。

【主治】十种水气，五蛊（一水蛊，血蛊，酒蛊，气蛊，食蛊）四肢浮肿，腹胀，大便不通，小便涩黄，不思饮食等。

【附记】引自日本丹波元坚《杂病广要》。屡用皆效。

14. 通苓散

【组成】猪苓、白术、泽泻、赤茯苓、车前子、木通、茵陈、瞿麦各等份。

【制法】散剂。上药共研极细末，和匀，贮瓶备用。

【用法】口服。每次服12克，水一盏、灯心草、麦门冬煎服。每日服2次。

【功能】健脾、利尿、消肿。

【主治】肿满，口燥咽干，小便绝少。

【附记】引自元代危亦林《世医得效方》。屡用神效。

15. 安肾散

【组成】山萸肉 18.8 克，肥玉竹 18.8 克，枸杞子 18.8 克，旱莲草 18.8 克，黄精 18.8 克，大熟地 31 克，益智仁 31.1 克，菟丝子 31.1 克，女贞子 31.1 克，首乌 31 克，怀山药 37.5 克。

【制法】散剂。上药共研极细末，和匀，贮瓶备用。或炼蜜为丸，每丸重 3 克，收贮备用。

【用法】口服。每次服：6 岁以下 1.5～2 克（或 1 丸），每日早、晚各服 1 次，温开水冲（送）服。

【功能】益肾、健脾、滋阴。长期服用，有促进肾功能逐渐恢复，达到控制蛋白尿的作用。

【主治】慢性肾炎与肾病之蛋白尿，辨证属肾阴虚者。

【附记】引自徐振纲《何世英儿科医案》。屡用皆效。凡慢性肾炎或肾病以肾虚为主症者，如属肾阳虚，宜长期服用金匮肾气丸，肾阴虚者宜服本方。久服必效。

16. 消水灵

【组成】茯苓 15.6 克，冬瓜皮 15.6 克，山萸肉 15.6 克，山药 18.8 克，车前子 18.8 克，旱莲草 18.8 克，瞿麦 9 克，桑白皮 9 克，路路通 9 克，猪苓 9 克，萹蓄 9 克，泽泻 9 克，广陈皮 9 克，滑石 31 克，生姜皮 4.7 克，血琥珀 6 克，木通 6 克，粉甘草 3 克。

【制法】散剂。上药共研极细末，和匀，贮瓶备用。或炼蜜为丸，每丸重 3 克，备用。

【用法】口服。6 岁以下每次服 1.5～2 克（或 1 丸），每日早、晚各服 1 次，温开水送服。

【功能】健脾益肾、利湿行水。

【主治】以“阳水”水肿为主症的急性肾炎，慢性肾炎急性发作及肾病的进展期。

【附记】引自徐振纲《何世英儿科医案》。屡用皆效。当水肿进展期，如属阳水者，可用本方；稳定期轻度水肿多属阴水症，本方不宜应用。

17. 三白消肿散

【组成】白术30克，鲜白茅根60克，桑白皮15克。

【制法】散剂。上药烘干，共研为极细末，和匀，贮瓶备用。

【用法】口服。每次服9～15克，放入茶壶内，用沸水冲泡即可。代茶频饮。每日服2次。或水煎服，每日1剂，日服3次。

【功能】宣肺利气、运脾消肿。

【主治】慢性肾炎（肺失宣降，脾虚失健型）。

【附记】引自程爵棠《单方验方治百病》。屡用有效，久用效佳。

18. 益白口服液

【组成】白茅根50克，益母草25克，泽泻25克，半边莲25克，车前子20克，猪苓20克，大腹皮15克。

【制法】浓缩液。上药加水煎煮3次，滤汁去渣，合并3次滤液，加热浓缩成口服液。每毫升含生药2克。贮瓶备用。

【用法】口服。每次服20毫升，每日服2次。1周为1疗程。

【功能】凉血活血、利水消肿。

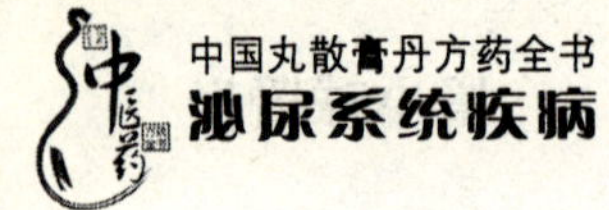

【主治】急性肾炎。

【加减】风寒侵袭型。加麻黄 15 克，苏叶 15 克；水湿浸渍型，加木通 20 克，茯苓 25 克，桂枝 15 克；湿热蕴结型，加蒲公英 15 克，竹茹 15 克，生地黄 25 克；腹胀、便秘或有氮质血症者，加槟榔、二丑、厚朴、大黄、芒硝各 9 克；血压持续不降者，重用黄芪（50 克以上），丹参 20 克，川芎 10 克；蛋白尿始终不消者，加黄芪 30 克，石韦 25 克，大黄 12 克，泽泻 18 克；尿中持续见红细胞者，加生地榆 30 克，生柏叶 25 克；有血瘀征象者，加丹参 30 克，川芎 15 克；合并咽炎者，加金银花 30 克，蒲公英 25 克，生地黄 20 克；伴恶心者，加竹茹 15 克，半夏 15 克。

【附记】引自《集验百病良方》。屡用效佳。一般服药 2～7 个疗程后即可见效或痊愈。

19. 益莲散（一）

【组成】益母草 30 克，半边莲 30 克，熟地黄 12～30 克，枣皮 6 克，丹皮 6 克，茯苓 12 克，淮山药 12 克，泽泻 12 克。

【制法】散剂。上药共研极细末，和匀，贮瓶备用。

【用法】口服。每次服 9 克，每日服 2～3 次，开水冲服。

【功能】滋阴解毒、活血利水。

【主治】慢性肾炎、隐匿性肾炎。

【加减】若尿黄者，加白茅根 30 克；若腰痛者，加川续断 15 克，杜仲 12 克，牛膝 12 克；若舌苔黄腻，脉滑数，尿少黄等湿热重者，加川黄柏 10 克，凤尾草 30 克；若肾阳虚者，加附片 10 克；若脾虚食少便溏者，加芡实 12～30 克，莲子 12 克；若气虚者，加黄芪 12～30 克，党参 12 克。

【附记】引自《集验中成药》。多年应用，疗效尚属满意。

20. 风水散（一）

【组成】麻黄6克，黄芪10克，金银花6克，茯苓皮5克，桑白皮5克，甘草3克。

【制法】散剂。上药共研极细末，和匀，贮瓶备用。

【用法】口服。每次服3～9克（按年龄大小酌定），每日服3次，开水冲服。1周为1疗程。

【功能】发汗解表、益气固表、利水消肿。

【主治】小儿急性肾炎。

【加减】表邪重者，加桂枝5克，防风5克；热甚倍金银花，加连翘10克；尿少倍麻黄，再加白茅根10克；血尿加生地黄10克，茜草10克；上呼吸道感染者，加用青霉素等。

【附记】引自《集验中成药》。陈龙卿方。屡用效佳。

21. 地草口服液

【组成】荆芥10克，紫苏叶10克，黄柏10克，蝉蜕6克，瞿麦10克，地肤子15克，桑白皮10克，白茅根30克，鱼腥草30克，白花蛇舌草30克。

【制法】浓缩液。上药加水煎煮3次，滤汁去渣，合并3次滤液，加热浓缩成口服液。每毫升含生药2克。贮瓶备用。

【用法】口服。每次服20毫升，每日服2次。

【功能】发汗利尿、清热除湿。

【主治】急性肾炎。

【加减】若病势较急，重用地肤子至20克；血尿较重，可加重瞿麦、白茅根的用量，并加茜根；蛋白尿较重，可加重紫苏叶、蝉蜕的用量；尿中白细胞较多，加连翘、金银花、蒲公英各15～30克，并加重黄柏的分量；管型较多，加石韦15～30克。

【附记】引自《集验中成药》。屡用效佳，有效率可达96%以上。

22. 活血化瘀丸

【组成】当归20克，桃仁9克，红花9克，赤芍药12克，牛膝12克，益母草15克，陈皮9克，丹参20克。

【制法】水丸。上药共研细末，过100目筛，和匀，水泛为丸，如梧桐子大，晒干，贮瓶备用。

【用法】口服。每次服9克，每日服2～3次，温开水送服。

【功能】养血活血、行滞消瘀、利尿消肿。

【主治】急性肾炎。

【加减】兼脾虚型，症见脘腹胀满，食少便溏者，加山药15克，焦白术12克，茯苓12克，草豆蔻12克；兼肾阴虚型，症见咽干，口燥，五心烦热，口渴不欲饮者，加生地黄15克，丹皮9克，麦门冬12克；兼肾阳虚型，症见腰膝疲软，形寒肢冷，小便频数者，加附子5克(制)，肉桂9克，淫羊藿12克，菟丝子15克；兼气虚型，症见面色㿠白，少气懒言，动则气喘者，加人参5克，黄芪20克，白术12克；兼阴虚阳亢型，加夏枯草12克，龙骨9克，钩藤15克，珍珠母9克；浮肿甚者，加大黄5克，芒硝6克，猪苓9克，桑白皮12克；血尿者，加大小蓟各12克，三七粉6克；急性期，加金银花15克，连翘9克，蒲公英12克。

【附记】引自《集验中成药》。白建一方。屡用效佳，且疗效巩固。

23. 益腥口服液

【组成】益母草30克，鱼腥草30克，白茅根30克，石韦30克，牡丹皮15克。

【制法】浓缩液。上药加水煎煮3次，滤汁去渣，合并3次滤液，加热浓缩成口服液。每毫升含生药2克。贮瓶备用。

【用法】口服。每次服10～15毫升，每日服2次。10日为1疗程。

【功能】清热通络、活血化瘀、利尿消肿。

【主治】小儿急性肾小球肾炎。

【附记】引自《集验百病良方》。赵柏发方。屡用效佳，治愈率达97%以上。

24. 急肾膏

【组成】金银花30克，连翘30克，黄芪20克，党参20克，白术10克，陈皮10克，黄芩10克，益母草20克，白茅根30克，生地黄20克，山药10克，枸杞子10克，茯苓10克，牡丹皮10克，车前子20克。

【制法】膏滋。上药以10倍量，加水煎煮3次，滤汁去渣，合并3次滤液，加热浓缩成清膏，再加蜂蜜300克收膏即成。收贮备用。

【用法】口服。每次服15～30克，每日服2～3次，开水调服。

【功能】清热解毒、凉血止血、利水渗湿、健脾益肾。

【主治】急性肾炎。

【加减】高血压加夏枯草15克，琥珀3克；紫癜性肾炎，加赤芍药10克，焦栀子10克，板蓝根30克；肝炎合并肾炎，加茵陈20克，板蓝根30克；浮肿消退后减车前子；急性肾炎风寒型加麻黄6克（伴高血压者除外）；风热型减党参、白术，加蒲公英30克；湿热毒型，加蒲公英30克，紫花地丁30克，苦参10克；血瘀型，加丹参30克，益母草15克。以上均以10倍量加入膏剂配制。

【附记】引自《集验中成药》。刘永平方。屡用效佳，有效率为100%，其中治愈率为76%。若病情重者，可每日1剂，水煎服，待诸症改善后再服膏剂至愈。

25. 肾炎灵口服液

【组成】黄芪50克，生地黄20克，鱼腥草20克，白茅根20克，黄柏15克，益母草10克，马鞭草10克，黄栀子10克，藕节炭15克，蒲公英20克，金钱草20克，金樱子10克，山药10克，甘草5克。

【制法】浓缩液。将上药药物按处方剂量称取，置于煎煮容器内，先用冷水浸泡30分钟，然后煮30分钟，过滤，滤液备用。将3次煎煮过滤所得的滤液混匀再次减压浓缩至100毫升，或按每毫升含生药2克计算。放入一定剂量的尼泊金，分装于100毫升棕色瓶中，室温下保存备用。

【用法】口服。每次服30毫升，每日服3次。

【功能】固表利水、清热凉血、补脾益气。

【主治】急性肾炎。

【附记】引自《时珍国医国药》。李炎强方。屡用效佳，总有效率可达96%以上。

26. 益芪桂附丸

【组成】益母草50克，黄芪20克，党参20克，茯苓20克，五加皮20克，枸杞子20克，芡实20克，丹参10克，白芍药20克，附子10克，肉桂10克，生甘草6克。

【制法】水丸。上药共研细末，过100目筛，和匀，水泛为丸，如梧桐子大，晒干，贮瓶备用。

【用法】口服。每次服9克，每日服2～3次，温开水送服，半个月为1疗程。

【功能】健脾温肾、活血利水。

【主治】慢性肾炎。

【附记】引自《集验中成药》。屡用效佳，治愈率可达92%以上。

27. 苓莲散

【组成】土茯苓30克，半枝莲15克，半边莲15克，丹参10克，茜草10克，蒲黄10克，黄芪10克，山药12克，生甘草12克。

【制法】散剂。上药共研极细末，和匀，贮瓶备用。

【用法】口服。每次服9克，每日服3次，温开水冲服。

【功能】活血解毒、益气渗湿。

【主治】急性肾炎。

【附记】引自《集验中成药》。屡用效佳。

28. 田牛散

【组成】人工牛黄0.6克，肉桂粉2克，田七粉3克，琥珀粉4克。

【制法】散剂。上药混合同研细和匀，贮瓶备用。

【用法】口服。每次服4.8克，每日服2次，开水冲服。

【功能】解毒散结、活血祛瘀。

【主治】慢性肾炎，症见血尿、蛋白尿顽固不消，伴头晕、乏力、口苦、口干、水肿、腰痛等。

【附记】引自《福建中医药》。屡用效佳。

29. 仙鹿散

【组成】太子参31克，补骨脂31克，生苡仁31克，茯苓24克，泽泻24克，山药24克，白术15克，芡实15克，益母草15克，莲子15克，萹蓄15克，鹿角霜15克，仙茅12克，淫羊藿12克，覆盆子12克。

【制法】散剂。上药共研极细末，和匀，贮瓶备用。

【用法】口服。每次服5克，每日服2次，开水冲服。

【功能】甘淡实脾、温肾利水。

【主治】慢性肾炎。症见面部，下肢浮肿，按之没指，少气懒言，面色少华，口干，手足心热，足跟疼痛，腰膝酸软，舌淡，多裂纹，苔薄黄，脉沉细弱。

【附记】引自《中医杂志》。本方看似收效缓慢，却每以反复较少而取胜。坚持服用，收效甚佳。

30. 逐水消肿膏

【组成】黑丑63克，白丑63克，红糖120克，老姜300克，大枣60克。

【制法】膏滋。先将老姜、大枣加水煎煮3次，滤汁去渣，

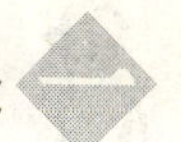

合并3次滤液，加热浓缩成清膏，再将黑丑、白丑共研为细末，与红糖一并撒入清膏和匀收膏即成。贮瓶备用。也可制成丸剂。

【用法】口服。上药分成等份，于2天半服完，每餐前空腹服。

【功能】逐水消肿。

【主治】慢性肾炎肾变期。

【附记】引自胡熙明《中国中医秘方大全》。广东省韶关市人民医院方。治疗6例，疗效显著，水肿消退，尿量增加，管型减少，血压正常。本方对肾病综合征水钠潴留引起之水肿，有逐水消肿之功能。待水肿退后尚需投以益气活血、健脾补肾之中药作进一步治疗，直待机体免疫功能调整后病情方能真正稳定下来。忌油盐3个月。

31. 益肾口服液

【组成】黄芪30克，土茯苓30克，米仁根30克，童子益母草30克，旱莲草30克，女贞子15克。

【制法】浓缩液。上药加水煎煮3次，滤汁去渣，合并3次滤液，加热浓缩成口服液。每毫升含生药2克。贮瓶备用。

【用法】口服。每次服20毫升，每日服2次。

【功能】益气活血、滋阴清热。

【主治】慢性肾小球肾炎普通型。

【加减】肾阴虚者，加玄参30克，麦门冬30克，生地黄30克；肾阳虚者，加附子15克，肉桂9克；脾肾阳虚者，加服肾气丸，每次服6克，日服2次，并加大腹皮30克，炒白术30克；肝旺肾亏者，加服杞菊地黄丸，每次服6克，日服2次，并加川续断20克。

【附记】引自《名医治验良方》。胡康才方。屡用效佳，有效率达87%以上。

32. 济生肾气丸（一）

【组成】熟地黄120克（酒蒸），茯苓90克，山茱萸60克（酒蒸），山药60克，车前子30克（盐水炒），牡丹皮45克，附子15克（制），泽泻45克，牛膝30克，肉桂15克。

【制法】蜜丸。1. 配料：按处方将上药炮制合格，称量配齐。熟地黄、山茱萸、车前子、牛膝单放。

2. 粉碎与混合：上药先将车前子轧碎；茯苓等六味轧为粗末，与熟地黄、山茱萸、牛膝同捣烂，晒干或低温干燥，轧为细末，与车前子细粉共轧细，和匀，过80～100目筛。

3. 制丸：取炼蜜［每药粉300克，约用炼蜜（110℃）336克，和药时蜜温100℃］与上药粉搅拌均匀，成滋润团块，分坨，搓条，制丸。每丸重约9克。一料制110丸。分装备用。

【用法】口服。每次服1丸，每日服2次，温开水送服。

【功能】温补肾阳、化气行水。

【主治】由肾阳不足引起的腹泻浮肿，阳痿精冷，腰腿酸软，小便频数等症。

【附记】引自《全国中药成药处方集》。屡用效佳。

33. 舟车丸

【组成】牵牛子120克（炒），红芽大戟30克（醋炙），甘遂30克（醋炙），芫花30克（醋炙），青皮15克（醋炙），橘皮15克，木香15克，轻粉3克，大黄60克，槟榔15克。

【制法】水丸。1. 配料：按处方将上药炮制合格，称量配齐，轻粉、牵牛子单放。

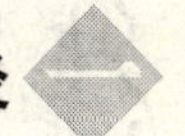

2. 粉碎与混合：先将轻粉置避日光处研为极细末，牵牛子轧为细粉，过罗。其余红芽大戟等八味共轧为细粉，和匀过罗。

3. 混合：取轻粉细粉置乳钵内，与牵牛子细粉研匀，再与大戟细粉陆续配研，和匀过80～100目细罗。

4. 制丸：取上药粉，用冷开水泛为小丸，晒干或低温干燥，每袋装6克，共装56袋备用。

【用法】 口服。每次服1.5～3克，每日服1或2次，温开水送服，或遵医嘱服用。

【功能】 逐水消肿。

【主治】 由水湿中阻引起的水肿胀满，气促，口燥口渴，二便不利。可用于慢性肾炎、肝硬化、晚期血吸虫病腹水等。

【附记】 引自《中华人民共和国药典》1963年版。本方不宜大量服用。肿势虽盛而气虚者，不可服用。孕妇忌服。症重者忌食盐。

34. 百消丸

【组成】 黑丑60克，白丑60克，香附30克，五灵脂30克。

【制法】 水丸。上药共研为细末，以姜水泛为丸，如绿豆大，贮瓶备用，勿令泄气。

【用法】 口服。每次服20粒，每日服2次，淡盐水送下。

【功能】 逐水消肿、理气活血（消酒、消食、消痰、消气、消痞、消水、消肿、消胀、消积、消痛）。

【主治】 诸积水肿。

【附记】 引自《中国当代中医名人志》。王明武方。屡用神效。本方逐水药力甚猛，不宜多服久服。

35. 肾炎灵散

【组成】当归 15 克，川芎 10 克，白芍药 10 克，生地黄 15 克，桃仁 10 克，红花 5 克，白茅根 30 克，益母草 30 克，枸杞子 30 克，蒲公英 30 克，金银花 30 克，紫花地丁 30 克，杜仲 10 克，海狗肾 1 条。

【制法】散剂。上药焙干，共研极细末，和匀，贮瓶备用。

【用法】口服。每次服 9 克，每日服 3 次，开水冲服。

【功能】活血解毒、益肾行水。

【主治】急慢性肾炎。症见腰痛、水肿、血尿、蛋白尿为主者。

【附记】引自《中国当代中医名人志》。王明武方。本方原为汤剂，今笔者改用散剂，验之临床，效果亦佳。且方便价廉效佳。

36. 五 草 散

【组成】倒扣草 30 克，白茅根 30 克，鱼腥草 15 克，半枝莲 15 克，益母草 15 克，车前草 15 克，灯心草 1 克。

【制法】散剂。上药共研极细末，和匀，贮瓶备用。

【用法】口服。每次服 6～9 克，每日服 2～3 次，开水冲服。成人也可应用，但剂量当加大。

【功能】清热解毒、活血利水。

【主治】小儿慢性肾炎。

【附记】引自《名医治验良方》。刘粥臣方。屡用效佳。

37. 活血解毒丸（一）

【组成】当归 9 克，赤芍药 9 克，川芎 9 克，桃仁 9 克，红

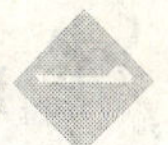

花6克，银花9克，白茅根15克，益母草9克，板蓝根12克，紫花地丁9克。

【制法】 水丸。上药共研细末，过100目筛，和匀，水泛为丸，如梧桐子大，晒干，贮瓶备用。

【用法】 口服。每次服9克，每日服2～3次，温开水送服。

【功能】 清热解毒、活血化瘀。

【主治】 慢性肾炎。

【附记】 引自《集验中成药》。山西省中医研究所方。屡用效佳。

38. 滋肾化瘀清利散

【组成】 益母草30克，白茅根30克，大蓟30克，小蓟30克，石韦30克，白花蛇舌草15克，侧柏叶15克，马鞭草15克，女贞子10克，旱莲草10克。

【制法】 散剂。上药共研极细末，和匀，贮瓶备用。

【用法】 口服。每次服9克，每日服2次，开水冲服。或每日1剂，水煎服。

【功能】 滋肾化瘀、清热利湿。

【主治】 各类慢性肾炎伴有血尿者。

【附记】 引自《名医治验良方》。时振声方。屡用效佳。

39. 加味当归芍药散

【组成】 当归10克，白术10克，川芎10克，牛膝10克，赤芍药15克，桑寄生15克，茯苓15克，车前子15克，萆薢30克，泽泻5克。

【制法】 散剂。上药共研极细末，和匀，贮瓶备用。

【用法】口服。每次服9克，每日服2次，开水冲服。或每日1剂，水煎服。

【功能】益肾健脾、活血利水、消白。

【主治】慢性肾炎，水肿消退后蛋白尿不消，同时兼见脾虚纳差，舌质较暗属于夹瘀者。

【附记】引自《名医治验良方》。时振声方。屡用效佳。

40. 健脾湿肾散

【组成】党参15克，黄芪15克，淫羊藿15克，狗脊15克，茯苓15克，菟丝子15克，车前子15克，仙茅10克，川牛膝10克，补骨脂10克，鹿角霜10克，砂仁10克，白豆蔻10克。

【制法】散剂。上药共研极细末，和匀，贮瓶备用。

【用法】口服。每次服9克，每日服2次，开水冲服。或每日1剂，水煎服。

【功能】健脾温肾。

【主治】慢性肾炎，水肿消退后，蛋白尿长期不消，同时兼见畏寒肢冷，尿清便溏，舌体胖大，症属脾肾阳虚者。

【附记】引自《名医治验良方》。时振声方。屡用效佳。

41. 加味六味地黄散

【组成】生地黄10克，山萸肉10克，山药10克，丹皮10克，茯苓15克，泽泻5克，牛膝10克，桑寄生15克，车前子15克，益母草30克，白茅根30克，石韦30克。

【制法】散剂。上药共研极细末，和匀，贮瓶备用。

【用法】口服。每次服9克，每日服2次，开水冲服。或每日1剂，水煎服。

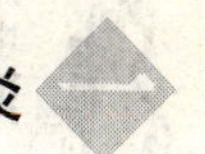

【功能】滋补肾阴、活血清热。

【主治】慢性肾炎，水肿消退后，蛋白尿长期不消，同时伴有手足心热，口干喜饮，尿赤便干，舌质较红，症属肾阴虚者。

【附记】引自《名医治验良方》。时振声方。屡用效佳。

42. 益气滋肾化瘀散

【组成】党参15克，黄芪15克，赤芍药15克，桑寄生15克，生地黄10克，当归10克，川芎10克，女贞子10克，旱莲草10克，益母草30克，白茅根30克，石韦30克，白花蛇舌草30克。

【制法】散剂。上药共研极细末，和匀，贮瓶备用。

【用法】口服。每次服9克，每日服2次，开水冲服。或每日1剂，水煎服。

【功能】益气滋肾、清热化瘀。

【主治】慢性肾炎，水肿消退后，蛋白尿长期不消，同时伴有气短乏力，手足心热，尿黄便干等；或有畏寒而手足心热，或上身热下身凉，或口干而饮水不多，症属气阴两虚者。

【附记】引自《名医治验良方》。时振声方。屡用效佳。

43. 复方黄芪冲剂

【组成】黄芪20克，枸杞子15克，苦参10克，糖粉适量。

【制法】冲剂。上药加水煎煮3次，滤汁去渣，合并3次滤液，加热浓缩成浸膏，低温干燥，或喷雾干燥，粉碎，加入适量糖粉即得。每克冲剂含原生药5克。贮瓶备用。

【用法】口服。每次服10克，每日服3次，开水冲服。或上为1日用量，分3次服。

【功能】补气滋肾、清热利湿。

【主治】急、慢性肾炎，尤以消除蛋白尿为佳。

【附记】引自曹春林《中药制剂汇编》。近几年来临床用于治疗急、慢性肾炎患者取得一定良效。且能消除尿中红血球和蛋白。

44. 肾炎片（一）

【组成】白前15.625克，白茅根31.25克，葫芦壳15.625克，车前草31.25克，一枝黄花62.5克，马鞭草15.625克。

【制法】片剂。以上六味药用水煎2～3次至药物基本味尽，去渣，煎出液过滤合并，澄清浓缩成稠膏状，干燥，制成颗粒，加2%滑石粉，混匀，压片，外包糖衣。每片重0.3克。贮瓶备用。

【用法】口服。每次服6～8片，每日服3次，温开水送服。

【功能】清热解毒、利水消肿。

【主治】急、慢性肾炎，肾盂肾炎，泌尿道感染。

【附记】引自《浙江省药品标准》（中成药部分）。水肿患者忌食盐。

45. 肾炎片（二）

【组成】石韦500公斤。

【制法】片剂。先取400公斤热浸3次，时间分别为2小时、1小时和0.5小时，合并药液，过滤沉淀，减压浓缩成膏。再取石韦100公斤去毛，粉碎为细粉，过100目筛，混匀。然后将浓缩膏与细粉混合均匀，制成软材，干燥，粉碎为细粉，用10%淀粉糊制粒，干燥，整粒，加0.5%硬脂酸镁，混匀，压制成

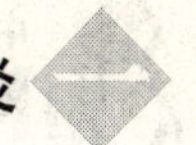

片，每片重0.3克。一料制70000片。贮瓶备用。

【用法】口服。每次服5～6片，每日服2次，温开水送服。

【功能】消炎止痛。

【主治】慢性肾炎及肾盂肾炎。

【附记】引自《北京市中成药规范》。屡用效佳。

46. 六味地黄丸

【组成】熟地黄160克，山茱萸80克(制)，山药80克，泽泻60克，茯苓60克，牡丹皮60克。

【制法】水丸。上药共研细末，过100目筛，和匀，水泛为丸，如梧桐子大，晒干，贮瓶备用。或大蜜丸，或浓缩丸。

【用法】口服。每次服6～9克，每日服2次，温开水送服。小儿酌减。

【功能】滋补肝肾、清虚热。

【主治】由肝肾阴虚、虚火上炎所致之眩晕，阴虚潮热，腰痛，消渴及小儿发育不良等症。可用于慢性肾炎或慢性肾炎蛋白尿、高血压、糖尿病、肺结核、甲状腺机能亢进、视神经炎、神经衰弱、妇女更年期综合征、无排卵性功能性子宫出血及颈椎综合征等。

【附记】引自明代钱乙《小儿药证直诀》。屡用有效。

47. 妇科分清丸

【组成】当归200克，白芍药100克，川芎150克，地黄200克，栀子100克，黄连50克，石韦50克，海金沙25克，甘草100克，关木通100克，滑石150克。

【制法】水丸。上药共研细末，过100目筛，和匀，水泛为丸，如梧桐子大，晒干，贮瓶备用。

【用法】口服。每次服9克，每日服2次，温开水送服。

【功能】清热利湿、养血通淋。

【主治】膀胱湿热，小便频数，淋漓混浊，尿道刺痛等病症。可用于妇女热淋、子淋、血淋、石淋、膀胱炎、尿道炎、前列腺炎、泌尿系结石、急性肾炎及肾盂肾炎等属下焦湿热症者。

【附记】引自《中华人民共和国药典》1977年版。孕妇慎用。

48. 金匮肾气丸

【组成】熟地黄240克，山药120克，山茱萸120克，茯苓90克，泽泻90克，牡丹皮90克，肉桂30克，附子30克。

【制法】蜜丸。上药共研细末，过100目筛，和匀，炼蜜为丸，每丸重9克。分装备用。

【用法】口服。每次服1丸，每日服2次，温开水送服。

【功能】温补肾阳。

【主治】由肾气不足引起的腰膝酸软，小腹急痛，小便不利或小便清长，面肢浮肿，烦热不得卧而反倚息，舌质淡而胖，脉虚弱等。可用于慢性肾炎、糖尿病、尿路感染、高血压病、低血压、前列腺肥大、遗尿、神经衰弱、慢性支气管炎、肺气肿、自发性气胸、胃及十二指肠溃疡等病症。

【附记】引自汉代张仲景《金匮要略》。屡用有效。

49. 肾炎口服液

【组成】白花蛇舌草、羊蹄根、海金沙藤、凤尾草各500克。

【制法】浓缩液。上药加水浸泡30分钟后，加水煎煮3次，滤汁去渣，合并3次滤液，加热浓缩成口服液，每毫升含生药2克。贮瓶备用。

【用法】口服。每次服20毫升，每日服3次。

【功能】消炎解毒。

【主治】肾炎。

【附记】引自广州市药品检验所《农村中草药制剂简编》。

50. 禹余粮丸

【组成】禹余粮90克（醋煅），蛇含石90克（醋煅），针砂150克（醋煅3次），怀牛膝15克（酒浸），肉桂15克，炮姜15克，大茴香15克（炒），三棱15克（麸炒），莪术15克（醋炙），川芎15克，当归15克（酒洗），豆蔻15克，木香15克，羌活15克，茯苓15克，附子15克（制），青皮15克（炒），刺蒺藜15克（盐水炒）。一方加甘草9克。

【制法】糊丸。上药共研细末，过100目筛，和匀，以面糊为丸，如梧桐子大，晒干，贮瓶备用。

【用法】口服。每次服5～10克，每日服2次，温开水或陈皮生姜汤送服。体虚者可用人参汤送服。

【功能】逐水消胀。

【主治】水气膨胀，脚膝浮肿，上气喘满，小便不利等症。

【附记】引自《全国中药成药处方集》。屡用效佳。忌食咸味，孕妇慎服。

51. 黑豆健肾丸

【组成】诃子10克，白豆蔻10克，五灵脂10克，红花10克，枇杷叶10克，侧柏叶10克，紫草茸10克，黑刀豆15克，地丁5克，茜草10克。

【制法】水丸。上药共研细末，过100目筛，和匀，水泛为丸，如梧桐子大，晒干，贮瓶备用。每5丸重1克。

【用法】口服。每次服15～20丸（约3～4克），每日服2次，温开水送服。

【功能】清热利湿、益肾健脾。

【主治】湿热蕴肾，小便短赤，热淋作痛，腰腿酸软，舌淡红，苔黄腻或白腻，脉滑。可用于急慢性肾炎、肾盂肾炎。

【附记】引自《集验中成药》。屡用效佳。孕妇慎服。

52. 蛉蚧补肾丸

【组成】蛤蚧6.5克，麻雀25克（干），淫羊藿40克，当归40克，牛膝40克，枸杞子40克，锁阳40克，川续断40克，菟丝子40克，黄芪30克，葫芦巴30克，肉苁蓉35克，党参50克，山药50克，茯苓50克，熟地黄60克，狗鞭20克，鹿茸1.8克，杜仲60克。

【制法】胶囊。上药共研细末，过100目筛，和匀，装入胶囊，每粒0.5克，分装备用。

【用法】口服。每次服3～4粒，每日服2～3次，温开水送服。

【功能】壮阳益肾、填精补血。

【主治】身体虚弱，真元不足，小便频数等。可用于慢性肾小球肾炎。

【附记】引自《集验中成药》。屡用效佳。内热者忌服。

53. 镇坎散

【组成】西瓜5000克（1个），大蒜380克（剥净），砂仁

190克。

【制法】散剂。先将前2味共捣烂，砂仁研末，和匀，低温干燥，共研为细末，和匀，贮瓶备用。

【用法】口服。每次服6克，每日服2次，温开水送服。

【功能】利水消胀。

【主治】腹大膨胀，二便不通，浮肿气喘。

【附记】引自《集验中成药》。可用于肾炎及肺心病的辅助治疗。

54. 猪脬散

【组成】猪脬（猪膀胱）1个（焙干），杜仲10克，地骨皮10克，茯苓20克，芡实20克，淮山药20克，冬虫夏草7克。

【制法】散剂。上药共研极细末，和匀，贮瓶备用。

【用法】口服。每次服6～9克，每日服2次，开水冲服。

【功能】健脾渗湿、补肾扶正。

【主治】慢性肾炎。症见尿蛋白、颗粒管型、红细胞等长期不消，食欲不振，或全身浮肿，头晕眼花，恶心耳鸣，有尿毒症前驱者。

【附记】引自《名医治验良方》。盛国荣祖传八代秘方。本方药性和平，补而不腻，扶正祛邪，脾肾双补。坚持服用，效果颇佳。

55. 五子肾炎丸

【组成】金樱子20克，菟丝子20克，女贞子20克，枸杞子20克，车前子20克，丹参20克，党参30克，蒲公英30克，赤小豆30克，萆薢15克。

【制法】水丸。上药共研细末，过100目筛，和匀，水泛为丸，如梧桐子大，晒干，贮瓶备用。

【用法】口服。每次服9克，每日服3次，温开水送服。

【功能】补肾益精、健脾固摄、活血化瘀、利水消肿、清热解毒。

【主治】慢性肾炎。

【加减】若气虚者，加黄芪30～60克；血虚者，加首乌30克，当归10克；浮肿者，加泽泻20～30克，大腹皮15克；阳虚者，加熟附子6～12克。

【附记】引自《集验中成药》。屡用效佳。一般连服4个月左右可愈。

56. 保元胶囊

【组成】黄芪、生地黄、山茱萸、冬虫夏草、丹参、益母草、白花蛇舌草、生山楂各适量。

【制法】胶囊。上药共研细末，过筛和匀，装入胶囊，每粒0.3克。分装备用。

【用法】口服。每次服5粒，每日服3次，温开水送服。

【功能】益气养阴、化瘀利湿。

【主治】慢性肾炎（气阴两虚型）。

【附记】引自《河北中医药学报》。张秀珍方。屡用效佳。

57. 参白胶囊

【组成】黄芪6份，白术2份，茯苓2份，豆蔻1份。

【制法】胶囊。上药共研细末，过筛和匀，装入胶囊。每粒0.3克，分装备用。

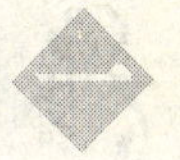

【用法】口服。每次服4～6粒，每日服3次，温开水送服。15天为1疗程。

【功能】补气升阳、益气固表、利水消肿。

【主治】慢性肾炎。

【附记】引自《实用中医药杂志》。何世英方。治疗50例，痊愈30例，显效17例，无效3例。总有效率为94%。

58. 六草消肿散

【组成】消肿草20克，丝茅根15克，卡马草10克，笔筒草10克，龙芽草10克，酸汤广根30克，四方草20克，开门草10克。

【制法】散剂。上药共研极细末，和匀，贮瓶备用。

【用法】口服。每次服9～15克，每日服3次，开水冲服。

【功能】消炎利水、化湿清热。

【主治】急、慢性肾炎。

【附记】引自《中国民族医药杂志》。宋延洲方。屡用效佳。

59. 补阳还五丸

【组成】黄芪50克，益母草25克，土茯苓19克，桃仁10克，红花10克，当归10克，焦三仙10克，赤芍药10克，地龙6克，牛膝9克，山药12克，杜仲12克，川续断12克，徐长卿20克。

【制法】水丸。上药共研细末，过100目筛，和匀，水泛为丸，如梧桐子大，晒干，贮瓶备用。

【用法】口服。每次服9克，每日服3次，温开水送服。1个月为1疗程。

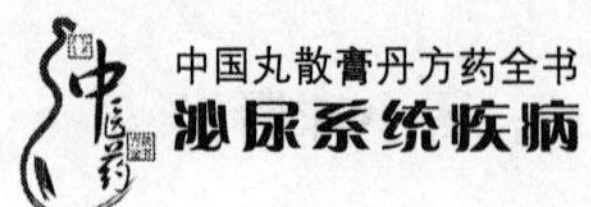

【功能】益气健脾、活血化瘀、利尿消肿。

【主治】慢性肾炎。

【加减】水肿甚者，尿少加葶苈子15克，泽泻12克；血压高者，加桑寄生12克，石决明20克；苔浊腻者，加薏苡仁15克，草果仁12克；咽干肿痛者，加山豆根6克，玄参9克，板蓝根12克。

【附记】引自《陕西中医》。常军英方。屡用效佳。

60. 桃红四物丸

【组成】桃仁10克，红花10克，川芎10克，当归10克，熟地黄15克，赤芍药15克，丹参15克，益母草20克，泽兰20克，甘草5克。

【制法】蜜丸。上药共研细末，过筛和匀，炼蜜为丸，每丸重9克。分装备用。

【用法】口服。每次服1丸，每日服2～3次，温开水送服。1个月为1疗程。

【功能】活血化瘀、利水消肿。

【主治】慢性肾炎。

【加减】阴虚者，加生地黄15克，玄参15克，枸杞子20克；阳虚者，加仙茅10克，淫羊藿10克，巴戟天10克；气虚者，加黄芪20克，党参15克，白术15克；湿热者，加白花蛇舌草15克，黄柏10克，薏苡仁20克。

【附记】引自《陕西中医》。常建国方。屡用效佳。

61. 健脾化瘀液

【组成】生黄芪30克，太子参20克，白术10克，山药20

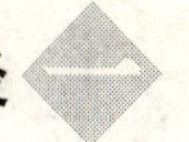

克，薏苡仁 30 克，桑寄生 20 克，熟地黄 15 克，萆薢 20 克，丹参 20 克，鬼箭羽 15 克，益母草 15 克，白僵蚕 12 克，黄毛耳草 20 克，爵床 20 克，车前子 20 克。

【制法】浓缩液。上药加水煎煮 3 次，滤汁去渣，合并 3 次滤液，加热浓缩成口服液。每毫升含生药 2 克。贮瓶备用。

【用法】口服。每次服 20 毫升，每日服 2 次。1 个月为 1 疗程。

【功能】健脾益肾、清热化湿、活血化瘀。

【主治】慢性肾炎。

【加减】水肿甚者，加泽泻 20 克，猪苓 20 克；血压高者，加牛膝 15 克，钩藤 30 克，地龙 10 克；肾阳虚甚者，加淫羊藿 30 克，巴戟天 20 克；大量血尿者，加荠菜 25 克，琥珀 10 克，小蓟 30 克；兼肝肾阴虚者，加山茱萸 30 克，女贞子 30 克，旱莲草 20 克。

【附记】引自《集验百病良方》。屡用效佳。

62. 肾炎康散

【组成】黄芪、苍术、茯苓、淮山药、金樱子、芡实、杜仲、益母草、车前子、白花蛇舌草、玉米须各等份。

【制法】散剂。上药共研极细末，和匀，贮瓶备用。

【用法】口服。每次服 9～15 克，每日服 3 次，开水冲服。30 天为 1 疗程。

【功能】健脾补肾、利湿活血。

【主治】慢性肾炎。

【附记】引自《集验中成药》。屡用效佳。

63. 肾愈冲剂

【组成】生地黄 15 克，黄芪 30 克，山药 15 克，泽泻 15 克，益母草 15 克，云茯苓 15 克，金樱子 15 克，芡实 30 克。

【制法】冲剂。按生药与成药比例为 21∶1 制成浓缩颗粒剂，备用。

【用法】口服。每次服 10 克，每日服 3 次，温开水冲服。2 个月为 1 疗程。

【功能】健脾补肾、利水消肿。

【主治】慢性肾炎。

【附记】引自《中国临床医生》。邹朝弟方。屡用效佳。临床证明，本方能够使 SIL－2R 明显下降，且能明显改善慢性肾炎患者的主要临床症状，减少 24 小时尿蛋白定量，改善肾功能，对不同症型的慢性肾炎患者均有较好的疗效。

64. 消 杭 丸

【组成】黄芪 30 克，熟地黄 30 克，白术 30 克，菟丝子 25 克，当归 20 克，白芍药 30 克，淫羊藿 30 克，何首乌 30 克，鳖甲 20 克，薏苡仁 30 克，益母草 30 克，黄芩 15 克，柴胡 10 克，木香 10 克，甘草 6 克。

【制法】浓缩丸。上药除黄芪、木香外，余药加水煎煮 3 次，滤汁去渣，合并 3 次滤液，加热浓缩成浸膏，再将黄芪、木香共研为细粉，撒入浸膏搅拌均匀，低温干燥，研细和匀，水泛为丸，如绿豆大，贮瓶备用。

【用法】口服。每次服 10 克（5～12 岁儿童，每次 4～6 克），每日服 3 次，饭后用温开水送服。20 天为 1 疗程。

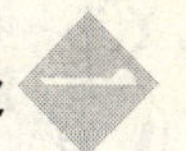

【功能】健脾补肾、利湿化浊、活血化瘀。

【主治】慢性肾炎。

【附记】引自《中国中医药信息杂志》。薛景群方。屡用效佳。

65. 益肾回春丹

【组成】雷公藤10克（制），黄芪25克，鸡血藤12克，益母草15克，小蓟15克，蝉蜕10克，甘草4克。

【制法】散剂。上药共研极细末，和匀，贮瓶备用。

【用法】口服。每次服6～15克（先以小剂量开始服用，如无副作用，逐渐加至15克），每日服2次，饭前开水冲服。或每日1剂，水煎服。

【功能】扶正祛邪、活血化瘀。

【主治】慢性肾炎。

【加减】如水肿不显，仅见蛋白尿或有肾功能损害者，加黄精10克，杜仲15克，核桃仁10克，补骨脂15克，细辛2克，覆盆子10克；如有顽固蛋白尿和血尿，无明显水肿者，加鹿衔草12克，马鞭草20克，贯众10克，菟丝子10克，天葵子10克；如高度浮肿，胆固醇高，血浆蛋白低，大量蛋白尿，但血压正常或轻度升高者，加防己10克，大腹皮20克，赤小豆20克，白茅根20克；若蛋白尿伴上呼吸道感染，加白花蛇舌草30克，重楼30克，蒲公英15克。

【附记】引自《集验中成药》。赵伟刚方。屡用效佳。

66. 龟蛇雷公丹

【组成】炙龟板50克，白花蛇舌草30克，雷公藤20克（去皮木质），丹参20克，生黄芪40克，生白术20克，茯苓15克，附片9克，干姜6克，刀豆壳15克，补骨脂9克。

【制法】浓缩液。雷公藤先煎半小时，再入诸药加水煎煮3次，滤汁去渣，合并3次滤液，加热浓缩成口服液。每毫升含生药2克。贮瓶备用。

【用法】口服。每次服20～30毫升，每日服2次。1个月为1疗程。

【功能】清热解毒、除湿利水、活血化瘀。

【主治】慢性肾炎。

【加减】肾阳虚甚者，加官桂10克或桂枝20克，川椒目10克；肝肾阴虚者，去附片、干姜，加知母15克，黄柏20克，二至丸30克；水肿明显者，加车前子30克，泽泻20克，猪苓20克；水肿严重者，加土狗3只，烘干研末分2次吞服，服至水肿明显减退；血尿加大、小蓟各15克，白茅根30克，益母草30克，三七粉6克（分两次吞服）；大量蛋白尿，加桑螵蛸20克，覆盆子30克，淮山药30克与涩精固涩之品，可加阿胶、紫河车与血肉有情之品，以补充蛋白；高血压加淮牛膝15克，杜仲30克，石决明50克。

【附记】引自《集验中成药》。蒋建业方。屡用效佳。

67. 肾灵口服液

【组成】炙黄芪30克，党参15克，生地黄20克，熟地黄20克，淮牛膝12克，牡丹皮20克，山药30克，山萸肉20克，茯苓15克，玉米须30克，薏苡仁30克，益母草30克，白花蛇舌草25克，半边莲25克。

【制法】浓缩液。上药加水煎煮3次，滤汁去渣，合并3次滤液，加热浓缩成口服液。每毫升含生药2克。贮瓶备用。

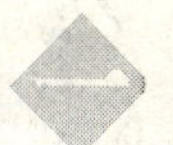

【用法】口服。每次服20～30毫升，每日服2～3次。1个月为1疗程。

【功能】益气补肾、化湿祛浊解毒。

【主治】慢性肾炎。

【加减】尿少者，加车前子30克（包煎）；腰痛甚者，加桑寄生18克；水肿明显者，加葫芦巴30克；血压偏高者，去黄芪，加珍珠母30克，钩藤15克（后入）；尿蛋白高者，加桑螵蛸12克，金樱子18克；血氮潴留，加重楼12克，六月雪30克。

【附记】引自《集验百病良方》。丁利华方。屡用效佳。

68. 益气健脾液

【组成】黄芪30克，党参25克，菟丝子30克，女贞子15克，白术10克，泽泻10克，茯苓皮15克，车前子15克，桂枝8克，鱼腥草30克，芡实30克，大枣5枚，益母草30克。

【制法】浓缩液。上药加水煎煮3次，滤汁去渣，合并3次滤液，加热浓缩成口服液。每毫升含生药2克。贮瓶备用。

【用法】口服。每次服20毫升，每日服2～3次。30天为1疗程。

【功能】益气健脾、利湿化瘀。

【主治】慢性肾炎蛋白尿。

【附记】引自《集验百病良方》。祖秀萍方。屡用效佳。

69. 解毒化瘀丸

【组成】白花蛇舌草30克，连翘10克，蝉蜕10克，车前子15克，茯苓15克，薏苡仁30克，赤小豆30克，桑白皮15克，白茅根15克，赤芍药12克，丹参15克，益母草10克。

【制法】水丸。上药共研细末，过100目筛，和匀，水泛为丸，如梧桐子大，晒干，贮瓶备用。

【用法】口服。每次服9克，每日服3次，温开水送服。30天为1疗程。

【功能】清热利湿解毒、活血化瘀。

【主治】慢性肾炎蛋白尿。

【加减】伴肺脾气虚者，加太子参30克，玉屏风散15克；脾肾阳虚者，加巴戟天15克，桂枝15克，党参30克；阴虚者，加生地黄30克，女贞子30克，旱莲草30克；高血压者，加天麻15克，夏枯草30克，钩藤3克；高脂血症者，加生山楂30克，荷叶30克；氮质血症者，加苏连饮30克，大黄12克，藿香15克；血尿者，加小蓟30克，仙鹤草30克；纳呆者，加谷麦芽各20克，山楂30克；腰痛者，加杜仲30克，怀牛膝15克；尿路感染者，加黄柏15克，蒲公英30克；咽炎者，加金银花30克。

【附记】引自《集验中成药》。李亚林方。屡用效佳，有效率为95%。

70. 消白散（一）

【组成】菟丝子20克，山茱萸15克，金樱子15克，芡实10克，肉苁蓉20克，黄芪30克，白术20克，熟附子10克，炙甘草10克，白茅根20克，益母草20克，丹参20克，茯苓15克。

【制法】散剂。上药共研极细末，和匀，贮瓶备用。

【用法】口服。每次服9克，每日服2～3次，开水冲服。半个月为1疗程，重者可连服2～3个疗程。

【功能】温补肾阳、益气健脾、化瘀通脉。

【主治】慢性肾炎蛋白尿。

【附记】引自《集验中成药》。周国良方。屡用效佳。

71. 慢肾散

【组成】黄芪30克，菟丝子25克，芡实20克，龙骨40克，牡蛎40克，萆薢40克。

【制法】散剂。上药共研极细末，和匀，贮瓶备用。

【用法】口服。每次服9克，每日服3次，开水冲服。

【功能】健脾固肾。

【主治】慢性肾炎（阴水）。症属脾肾亏损，封藏不固者。

【附记】引自《集验中成药》。屡用效佳。

72. 活血解毒丸（二）

【组成】黄芪45克，鱼腥草30克，白花蛇舌草30克，地龙15克，益母草15克，丹参15克，蝉衣15克，金银花20克，猪肾（猪腰子）1个。

【制法】糊丸。上药除猪肾外，余药共研细末，过100目筛，和匀，再将猪肾切碎，煮烂，连汤打糊，和药为丸，如梧桐子大，低温干燥，贮瓶备用。

【用法】口服。每次服9克，每日服3次，温开水送服。

【功能】补肾健脾、清热解毒、活血化瘀。

【主治】慢性肾炎。症见颜面下肢浮肿，气短喘促，神疲乏力，腰部酸痛，食欲不振，少尿。舌质淡暗，苔薄白或微有黄腻。

【附记】引自《集验中成药》。屡用效佳。在消除浮肿、蛋白尿、恢复肾功能、全面改善临床症状和体征，控制复发等方面均有较好的效果。方中如缺猪肾，仍然有效。可用水泛为丸。

73. 利水消肿膏

【组成】蓖麻子仁40克，石蒜10枚，商陆6克，田螺5枚。

【制法】药膏。先将蓖麻子去壳，与石蒜共捣烂如泥，商陆研细末，入田螺5枚（捣烂），再将4味药混合共捣烂如泥成膏状，备用。

【用法】外用。用时取本膏30克，外敷于双手足心（劳宫、涌泉）上，包扎固定。每日换药1次，7次为1疗程，连用1～2个疗程。

【功能】利水消肿。

【主治】急、慢性肾炎。

【附记】引自程爵棠《手部疗法治百病》。笔者经验方。多年使用，确有较好的疗效。

74. 行水膏

【组成】黑丑60克，白丑30克，苍术15克，生半夏9克，防己9克，黄芩9克，黄柏9克，苦葶苈9克，甘遂9克，红芽大戟9克，芫花9克，木通9克，生白术60克，龙胆草60克，羌活60克，大黄60克，芒硝60克，黑山栀60克，桑白皮60克，泽泻60克，川芎30克，当归30克，赤芍药30克，黄连30克，川郁金30克，苦参30克，知母30克，商陆30克，枳实30克，连翘壳30克，槟榔30克，郁李仁30克，大腹皮30克，防风30克，细辛30克，杏仁30克，胆南星30克，茵陈30克，天花粉30克，苏子30克，独活30克，青皮30克，广陈皮30克，藁本30克，瓜蒌仁30克，柴胡30克，地骨皮30克，白鲜皮30克，丹皮30克，威灵仙30克，旋复花30克，生蒲黄30

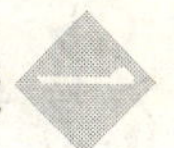

克，猪苓30克，牛蒡子30克，马兜铃30克，白芷30克，升麻30克，川楝子30克，地肤子30克，车前子30克，杜牛膝30克，香附子30克，莱菔子30克，土茯苓30克，川萆薢30克，生甘草30克，海藻30克，昆布30克，瞿麦30克，萹蓄30克，木鳖仁30克，蓖麻仁30克，干地龙30克，土狗36克，山甲30克，浮萍90克，延胡索15克，川厚朴15克，附子15克，乌药15克，龟板90克，飞滑石120克，生姜120克，韭白120克，葱白120克，榆白120克，桃枝120克，大蒜石240克，杨柳枝240克，槐枝240克，桑枝240克，苍耳草500克，益母草500克，马齿苋500克，紫花地丁500克（鲜者），凤仙草60克（全株干者用），九节菖蒲30克，花椒30克，白芥子30克，皂角60克，赤小豆60克，车前草500克。

【制法】膏药。用麻油15000毫升，将上述102味药熬枯去渣，入丹（适量）收膏，再入铅粉500克（炒），将松香240克，金陀僧120克，生石膏120克，明矾60克，轻粉60克，官桂30克，木香30克，牛胶120克以酒蒸化搅匀即可。摊膏备用。

【用法】外用。用时取膏上贴心口，中贴脐眼，下贴丹田或患处。如外症拔毒消炎，可加黄蜡和用，又龙骨、牡蛎也可酌用。

【功能】逐水消肿、清热泻火、祛风除湿、理气化痰、温经通络、活血散结。

【主治】怔忡（贴心口），干呕而吐（用生姜半夏为团搽后贴），痞满而痛（贴痛处或掺黄连半夏末），痰饮（用控涎丹加膏内贴），水气喘嗽（气胸）（用苏子、葶苈、半夏、桑皮、木通、黑丑、椒目煎抹胸口再贴膏），水结胸（用生姜搽后贴或即用十枣汤煎抹后贴），阳黄疸（贴胸脐），阳水肿满（贴心脐），热胀（贴胸脐），小便黄赤（贴胸脐及脐下用麦门冬、竹叶、木通，煎抹胸），或小腹急满（湿热下注膏贴小腹），或尿涩不通（用黄苓、车前子、木通、黑山栀等利水之药煎汤洗脐下贴)，大便溏泻（贴脐上)，或便秘不通（贴脐上及天枢穴)，又肩背沉重，肢节疼痛（贴背心及痛处)，胸气肿痛（贴脐上及痛处)。

【附记】引自王光清《中国膏药学》。屡用皆效。

75. 涂脐膏

【组成】猪苓30克（去皮)，地龙30克，针沙30克。

【制法】药膏。上药共研极细末，贮瓶备用。

【用法】外用。用时取药末适量，擂葱涎调成膏，外敷腰肾部或脐中，绢帛束之，以小便多为度。一日贴两次。

【功能】利水消肿。

【主治】肾气内伤水肿（肾炎等)。

【附记】引自宋代严用和《济生方》。屡用效佳。

76. 玉米须膏

【组成】玉米须500克，白茅根300克，冬瓜皮400克，车前草300克，土牛膝叶150克。

【制法】膏滋。上药加水煎煮3次，滤汁去渣，合并3次滤液，加热浓缩成清膏，再加蜂蜜300克收膏即成。贮瓶备用。

【用法】口服。每次服15～30克，每日服2次，温开水调服。

【功能】清热凉血、利尿消肿。

【主治】急性肾炎。

【附记】引自《集验中成药》。江西民间方。屡用效佳。

77. 消肿散

【组成】黄芪 45 克，桑寄生 25 克，当归 25 克，赤芍药 25 克，丹参 15 克，苦参 15 克，红花 10 克，桃仁 10 克，大黄 10 克，鸡内金 10 克，益母草 15 克，甘草 8 克。

【制法】散剂。上药共研极细末，和匀，贮瓶备用。

【用法】口服。每次服 9 克，每日服 3 次，开水冲服。

【功能】益气活血、清热散瘀。

【主治】慢性肾炎。

【附记】引自《集验中成药》。临床屡用，疗效满意，显效率达 98%以上。

78. 牵牛丸

【组成】黑白丑 126 克，黄芪 50 克，红糖 120 克，老生姜 500 克，大枣 60 枚。

【制法】糊丸。先将黑白丑剔去皮杂质，用锅炒至有爆裂声，取出与黄芪共研细粉。再将老姜洗净去皮，捣碎用纱布压榨，收集姜汁。大枣洗净用针穿于枣两头，各穿 1 孔后，入冷水中浸约 1 小时，拭去生水，干后再煮熟，去皮与核，取枣肉捣成糊状。然后将红糖、枣泥、黑白丑等细粉入姜汁中调匀成糊状蒸熟，先蒸半小时，取出捣匀后再蒸半小时取出，待干后制成丸剂，如梧桐子大，备用。

【用法】口服。1 剂分 3 次半服完，每日服 3 次，于饭前 1 小时空腹吞服（温开水送下）。

【功能】健脾、利水、消肿。

【主治】慢性肾炎（肾变期）。

【附记】引自程爵棠《民间秘方治百病》。屡用效佳。服完后3个月内忌油盐。用此方还曾治愈3例肝硬化腹水患者。

79. 麻核散

【组成】黑芝麻、核桃仁各500克，大枣适量。

【制法】散剂。先将前2味药共研细末，和匀，贮瓶备用。

【用法】口服。服时每次取药末20克，以温开水送服，服后嚼服大枣7枚。每日服3次，服完一料为1个疗程。

【功能】滋润活血、健脾消白。

【主治】肾性蛋白尿。

【附记】引自程爵棠《民间秘方治百病》。屡用有效。

80. 桑葶丸

【组成】葶苈子10克，桑白皮30克。

【制法】水丸。上药共研细末，和匀过筛，水泛为丸，如梧桐子大，晒干，贮瓶备用。

【用法】口服。每次服6克，每日服2次，开水冲服。

【功能】泻肺利水。

【主治】肾性水肿，神经性水肿及渗出性胸膜炎。

【附记】引自程爵棠《民间秘方治百病》。屡用效佳。又本方去葶苈子，加制附子10克，制用如上法，用治心脏性水肿、神经性水肿及肌肉、关节风湿痛。效果亦佳。

81. 牵牛散

【组成】黑丑8克，白丑8克，牙皂8克（煅），木香10克，

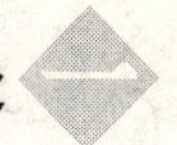

沉香10克，乳香10克，没药10克，琥珀3克。

【制法】散剂。上药共研极细末，和匀过筛，贮瓶备用。勿泄气。

【用法】外用。用时取本散适量，加砂糖、水飞石灰各少许，混合均匀，用白酒适量调和成膏状，贴敷脐中，或加敷气海穴，外以纱布覆盖，胶布固定。隔日换药1次，至愈为度。

【功能】利水消肿、降逆止喘。

【主治】肾炎，头面浮肿，肚腹胀满，上逆喘气。

【附记】引自清代吴师机《理瀹骈文》。屡用屡验。笔者用本方敷脐，症重者，加敷气海穴，用治上症，疗效更佳。

82. 加味理中散

【组成】理中散加硫黄、白矾各等份。

【制法】散剂。上药共研细末，和匀，贮瓶备用。

【用法】外用。用时取此散适量，用白酒调和成膏状，贴敷脐中，上盖敷料，胶布固定，每日换药1次，至愈为度。

【功能】温补脾肾、利水消肿。

【主治】水肿（阴水）。凡脾肾阳虚所致者均可用之。

【附记】引自程爵棠《百病中医鼻脐疗法》。坚持用药，多获良效。

83. 消胀膏

【组成】腰黄53克，煅月石（硼砂）18克，炉甘石17克，淡牙硝21克，冰片23克，麝香8克。

【制法】散剂。先将前四味药共研细末，再入冰片、麝香同研细，和匀，贮瓶备用，勿泄气。

【用法】外用。用时取本散0.6～1克，撒入脐中，外以胶布固定，按紧，勿泄气。每1～2日换药1次。

【功能】消炎通络、利水消肿。

【主治】水肿。

【附记】引自程爵棠《百病中医鼻脐疗法》。屡用效佳。通常用药1～2次见效，继续用药，多获良效。

84. 二白消胀散

【组成】白芥子30克，白胡椒30克，公丁香10克，肉桂10克。

【制法】散剂。上药共研极细末，和匀，分作3等份备用。

【用法】外用。每次取1份，用食醋调和成膏，贴敷脐中，外以纱布覆盖，胶布固定，按紧。每2小时换药1次。

【功能】温通散结、理气消胀。

【主治】水肿，腹胀。

【附记】引自程爵棠《百病中医鼻脐疗法》。临证用于以腹胀为主症的水肿，疗效颇佳。笔者临床验证，确有良效。

85. 导滞散

【组成】川厚朴15克，枳壳15克，枳实15克，青皮12克，陈皮15克，广木香15克，大腹皮15克，猪苓18克，泽泻15克，云茯苓15克，车前子30克，莱菔子12克，木通6克，姜皮12克，苓皮18克，竹叶6克，灯心草3克，沉香6克。

【制法】散剂。上药共研极细末，和匀，贮瓶备用。

【用法】口服。每次服9克，每日服3次，开水冲服。

【功能】宣降肺气、开郁破滞、温阳利水。

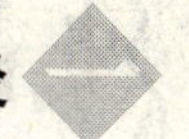

【主治】肾炎。

【加减】肿消之后，理气之品应予减去，加养阴之药当归、杞果，温煦肾脾之阳的附子、肉桂、干姜等以善其后。

【附记】引自《名医治验良方》。杨立箴方。近年来，用本方治疗水肿疾患，多收到良好的效果。

86. 疏风利水散

【组成】麻黄5克，杏仁10克，浮萍8克，桂枝5克，紫苏叶13克，防己15克，桑皮13克，葶苈子13克。

【制法】散剂。上药共研极细末，和匀，贮瓶备用。

【用法】口服。每次服9克，每日服3次，开水冲服。

【功能】疏风发表、宣肺利水。

【主治】急性肾炎（风水型）。

【附记】引自《名医治验良方》。单柏图方。屡用效佳。

87. 通地丸

【组成】生地黄12克，木通12克，甘草梢6克，竹叶9克，萹蓄12克，石韦12克，大小蓟各30克，海金沙12克，白茅根30克。

【制法】水丸。上药共研细末，过100目筛，和匀，水泛为丸，如梧桐子大，晒干，贮瓶备用。

【用法】口服。每次服9克，每日服2～3次，温开水送服。

【功能】清热、利尿、止血。

【主治】急性肾炎。症见小便频急，热痛尿血，腰痛，发热，头晕，浮肿，面色赤，舌质红苔薄黄，呼吸急促，脉弦数尺濡数。

【附记】引自《名医治验良方》。郑侨方。屡用效佳。

88. 风水散（二）

【组成】蒲公英15克，鱼腥草15克，生黄芪20克，焦白术10克，桑皮10克，陈皮10克，大腹皮10克，莱菔子15克，沉香2克，玉米须20～30克。

【制法】散剂。上药共研极细末，和匀，贮瓶备用。

【用法】口服。每次服9克，每日服2～3次，开水冲服。症重者则改为每日1剂，水煎服。

【功能】解表利尿、行气消水。

【主治】急性肾炎（风水型）。

【附记】引自《名医治验良方》。张世濬方。屡用效佳。

89. 复元丹

【组成】附子60克（炮），木香15克（煨），茴香15克（炒），川椒15克（炒出汗），独活15克（去芦），厚朴15克（姜制炒），橘红15克，吴茱萸15克（炒），桂心15克（不见火），白术15克，肉豆蔻15克（面裹煨），槟榔15克，泽泻30克。

【制法】糊丸。上药共研细末，过100目筛，和匀，面糊为丸，如梧桐子大，低温干燥，贮瓶备用。

【用法】口服。每次服9克（原为70丸），每日服2次，空心食前用紫苏汤送下。

【功能】温肾利水。

【主治】水肿（阴水）。

【附记】引自宋代严用和《济生方》。屡用神效。

90. 葶苈丸

【组成】甜葶苈15克，白术15克，桑白皮0.9克，赤茯苓0.9克，防己0.9克，牵牛15克（半生半熟），羌活0.9克，陈皮0.9克，泽泻0.9克，郁李仁0.9克（汤去皮，熬紫色，与葶苈二味别研如膏，令极细）。或加炒萝卜子、甘遂各0.6克。

【制法】蜜丸。上药共研细末，和匀，炼蜜为丸，如梧桐子大，备用。

【用法】口服。每次服10丸，空心晚食前，日服2次，生姜橘皮汤下，不知加至二三十丸，以知为度。

【功能】宣肺、逐水、消肿。

【主治】肿满，水气蛊胀。

【附记】引自宋代严用和《济生方》。屡用神效。

91. 鸭头丸

【组成】甜葶苈（略炒）、猪苓（去皮）、汉防己各30克。

【制法】血丸。上药共研细末，和匀，用绿头鸭血为丸，如梧桐子大，贮瓶备用。

【用法】口服。每次服9克（约70丸），每日服2次，用木通汤送下。

【功能】利水消肿。

【主治】水肿，面赤烦渴，面目肢体悉肿，腹胀喘急，小便涩少。

【附记】引自宋代严用和《济生方》。屡用神效。

92. 葶苈木香散

【组成】猪苓4.5克，泽泻1.5克，白术7.5克，茯苓7.5克，官桂7.5克，葶苈7.5克，木通15克，木香15克，滑石90克，甘草15克。

【制法】散剂。上药共研极细末，和匀，贮瓶备用。

【用法】口服。每次服9克，每日服2次，食前白汤调下。

【功能】下水湿、消肿胀、止泻、利小便。

【主治】湿热内外甚，水肿腹胀，小便赤涩，大便滑泻等。

【附记】引自明代龚延贤《万病回春》。屡用效佳。若小便不得通利而反泻者，此乃湿热闷深而攻之不开是反为注泻，乃正气已衰，多难救也。

93. 沉香快脾丸

【组成】青皮12克，陈皮12克，三棱12克（煨），莪术12克（煨），苍术12克（米泔水浸，炒），白术12克（去芦），白茯苓12克，砂仁12克，草果仁12克，木香12克，沉香6克，丁香6克，藿香12克，高良姜12克，大腹皮12克（洗），肉桂12克，连翘12克，商陆12克（白的），僵蚕9克，神曲12克，黑丑12克（头末），麦芽12克，益智仁12克，雄附子15克（实者不用）。

【制法】糊丸。上药共研细末，过100目筛，和匀，面糊为丸，如梧桐子大，贮瓶备用。

【用法】口服。每次服6～9克（约三四十丸），第一消头面肿，五更初用葱白汤下；第二消中膈胸腹肿，五更初用陈皮汤下；第三消脐以下脚肿，五更初用桑白皮汤送下。

【功能】温补脾肾、理气散瘀、逐水消肿。

【主治】水肿。

【附记】引自明代龚延贤《寿世保元》。屡用神效。

94. 复方三草丸

【组成】白术 9 克，泽泻 9 克，云苓皮 24 克，桂枝 4.5 克，鱼腥草 30 克，鹿衔草 30 克，益母草 30 克，车前子 15 克，党参 24 克，附子 9 克。

【制法】水丸。上药共研细末，过 100 目筛，和匀，水泛为丸，如梧桐子大，晒干，贮瓶备用。

【用法】口服。每次服 9 克，每日服 2 次，温开水送服。15 日为 1 疗程。至症状完全缓解后，去附子，继续服用 1 个月，以巩固疗效。

【功能】温阳利水、健脾补肾。

【主治】慢性肾炎。

【附记】引自《名医治验良方》。陈正芳方。屡用效佳。从临床实践观察看，运用本方治疗脾肾阳虚型慢性肾炎，确能取得较满意效果。特别是在西医激素撤除过程中配合治疗，不仅能使尿蛋白转阴快，而且疗效巩固，亦不易出现反跳现象。

95. 活血利水散

【组成】益母草 30 克，丹参 15 克，当归 15 克，白茅根 15 克，车前子 15 克，泽泻 15 克，红花 12 克，川芎 12 克，牛膝 12 克，白术 12 克，麻黄 10 克。

【制法】散剂。上药共研极细末，和匀，贮瓶备用。

【用法】口服。每次服 9 克，每日服 3 次，开水冲服。

【功能】活血化瘀、利水消肿。

【主治】慢性肾炎（水肿型）。

【附记】引自《名医治验良方》。张秀葵方。屡用效佳。

96. 复方益肾丹

【组成】生黄芪30克，紫丹参15克，半边莲15克，半枝莲15克，生蒲黄10克，生茜草10克。

【制法】散剂。上药共研极细末，和匀，贮瓶备用。

【用法】口服。每次服9克，每日服2次，开水冲服。儿童用量酌减。

【功能】益气利尿、活血化瘀、清热解毒。

【主治】急性肾炎。

【加减】风寒者，加麻黄6克，紫苏叶6克；风热者，加浮萍10克，蝉蜕10克；湿热者，加苦参10克，车前子15克，石韦15克；水肿明显者，加茯苓30克，猪苓15克；热毒壅盛者，加金银花20克，紫花地丁20克，土茯苓30克；血尿者，加益母草15克，小蓟草30克，白茅根30克。

【附记】引自《集验中成药》。临床屡用，疗效满意。

97. 活血口服液

【组成】益母草45克，丹参15克，赤芍药15克，泽兰20克，蒲公英30克，鱼腥草30克，半枝莲30克，车前子30克，白茅根30克，蝉蜕10克，甘草6克。

【制法】浓缩液。上药加水煎煮3次，滤汁去渣，合并3次滤液，加热浓缩成口服液。每毫升含生药2克。贮瓶备用。

【用法】口服。每次服20毫升，每日服2次。儿童用量酌减。15天为1疗程。

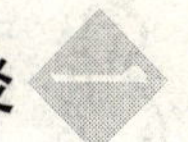

【功能】活血化瘀、清热解毒、利水消肿。

【主治】急性肾炎。症属毒热内盛，血脉於阻，水湿停留者。

【加减】水肿较重者，加猪苓30克；血尿明显者，加小蓟30克，墨旱莲30克；蛋白尿者，加芡实30克，赤小豆30克；气虚者，加黄芪30克，党参20克；血压高者，加钩藤30克，菊花20克；咽喉红肿疼痛者，加板蓝根30克；热重伤阴者，加生地黄30克，玄参30克；伴皮肤疮毒者，加金银花30克，紫花地丁30克；兼表症者，加荆芥15克。

【附记】引自《中医研究》。陈淑玲方。屡用效佳。治愈率可达87%以上。

98. 解毒口服液

【组成】金银花30克，连翘30克，蒲公英30克，半边莲30克，白花蛇舌草30克，车前子15克，茯苓15克，丹参15克，赤芍药15克，白茅根15克，蝉蜕10克，甘草10克。

【制法】浓缩液。上药加水煎煮3次，滤汁去渣，合并3次滤液，加热浓缩成口服液。每毫升含生药2克。贮瓶备用。

【用法】口服。每次服20毫升，每日服2次。儿童用量酌减。

【功能】清热解毒、利湿消肿、活血化瘀。

【主治】急性肾炎。

【加减】热毒重者，加板蓝根30克，山豆根15克；水肿甚者，加猪苓30克；气虚者，加生黄芪30克，党参20克；脾虚者，加白术20克，怀山药30克；高血压者，加天麻15克，钩藤30克，菊花20克；血尿重者，加墨旱莲20克，仙鹤草30克，侧柏叶30克；尿蛋白难退者，加芡实30克，山茱萸30克，赤小豆30克。

【附记】引自《集验百病良方》。李云萍方。屡用效佳，治愈率在86%以上。

99. 清热散

【组成】鱼腥草15克，半枝莲15克，益母草15克，车前子15克，墨旱莲15克，土牛膝30克，白茅根30克，灯心草1.5克，黄芪50克。

【制法】散剂。上药共研极细末，和匀，贮瓶备用。

【用法】口服。每次服6克（5岁以下小儿酌减），每日服2次，开水冲服。3周为1个疗程。

【功能】清热解毒、利尿渗湿、活血降压。

【主治】小儿急性肾炎。

【附记】引自《集验中成药》。周文峰方。屡用效佳，有效率达100%，其中治愈率为94%以上。

100. 止血散

【组成】黄芪25克，红参10克，白术15克，茯苓20克，半夏15克，陈皮15克，柴胡15克，防风10克，羌活10克，独活10克，泽泻10克，炒槐花20克，蒲黄炭15克，黄连10克，藿香15克，小蓟15克，白茅根30克。

【制法】散剂。上药共研极细末，和匀，贮瓶备用。

【用法】口服。每次服9～15克，小于18岁者用成人剂量的2/3。每日服2次，开水冲服。2周为1疗程。

【功能】益气健脾、升阳化湿、凉血止血。

【主治】急性肾炎血尿。

【加减】尿蛋白阳性者，加芡实15克，桑螵蛸10克，金樱子15克；水肿者，加泽泻25克，车前子25克，半边莲25克；

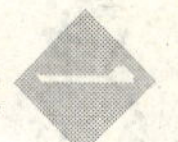

高血压者，加钩藤20克，生石决明20克，夏枯草15克；血尿素氮、血肌酐高者，加大黄15克。

【附记】引自《集验中成药》。屡用效佳。

101. 健脾丸（一）

【组成】葶苈子20克，赤茯苓20克，汉防己20克，海金沙20克，木香20克，党参20克，续随子5克。

【制法】枣肉丸。上药共研细末，和匀，另取枣肉适量入药粉共捣烂如泥为丸，如梧桐子大，贮瓶备用。

【用法】口服。每次服30丸，每日服2次，温开水送服。

【功能】益气健脾、利湿消肿。

【主治】脾湿水肿。

【附记】引自《集验中成药》。屡用效佳。

102. 健脾利湿散

【组成】黄芪30克，党参15克，山药15克，茯苓15克，防己10克，白术10克。

【制法】散剂。上药共研极细末，和匀，贮瓶备用。

【用法】口服。每次服9克，每日服3次，开水冲服。

【功能】健脾利湿。

【主治】脾虚水肿。

【附记】引自《集验中成药》。屡用效佳。

103. 利水丸

【组成】陈葫芦30克，土茯苓30克，肉桂6克。

【制法】水丸。上药共研细末，和匀，水泛为丸，如梧桐子大，贮瓶备用。

【用法】口服。每次服9克，每日服2次，温开水送服。

【功能】利水消肿、温肾助阳。

【主治】肾病水肿。

【附记】引自《集验中成药》。屡用效佳。

104. 白益膏

【组成】白茅根30克，益母草20克，车前草15克，萹蓄15克，半枝莲10克，玉米须10克。

【制法】膏滋。上药以10倍量，加水煎煮3次，滤汁去渣，合并3次滤液，加热浓缩成清膏，再加蜂蜜300克收膏即成。收贮备用。

【用法】口服。每次服15～30克，每日服2次，温开水调服。

【功能】凉血活血、清热利尿。

【主治】肾病水肿。

【附记】引自《集验中成药》。屡用效佳。

105. 宣肺利水散

【组成】麻黄10克，枇杷叶10克，杏仁20克，冬瓜皮50克，葫芦茶50克，白茅根100克。

【制法】散剂。上药共研极细末，和匀，贮瓶备用。

【用法】口服。每次服9～15克，每日服2次，开水冲服。或每取30克，布包，水煎服。

【功能】宣肺利水、凉血止血。

【主治】肺气不宣水肿。

【附记】引自《集验中成药》。屡用效佳。

106. 益气丸

【组成】黄芪20克，党参10克，山药10克，五味子10克，生地黄20克，山萸肉10克，茯苓10克，丹皮10克。

【制法】水丸。上药共研细末，和匀过筛，水泛为丸，如梧桐子大，晒干，贮瓶备用。

【用法】口服。每次服9克，每日服3次，温开水送服。

【功能】补气益阴。

【主治】气虚型慢性肾炎。

【附记】引自《集验中成药》。屡用效佳。

107. 白术散

【组成】白术30克，鲜白茅根60克，桑白皮15克。

【制法】散剂。将上药烘干，共研为末，和匀，贮瓶备用。

【用法】口服。每次服30克，放入茶壶中，用沸水冲泡即可。代茶饮用。每日泡服3次。

【功能】宣肺利气、运脾消肿。

【主治】肺失宣降，脾运不健型慢性肾炎。

【附记】引自《集验中成药》。民间方。屡用效佳。

108. 离明肾气丸

【组成】附子20克，桂枝20克，生地黄25克，怀山药25克，山萸肉25克，泽泻20克，巴戟天20克，茯苓50克，车前子50克，黄芪50克，白术15克。

【制法】水丸。上药共研细末，过100目筛，和匀，水泛为丸，如梧桐子大，晒干，贮瓶备用。

【用法】口服。每次服9克，每日服2～3次，温开水送服。1个月为1疗程。

【功能】温肾健脾、利水消肿。

【主治】慢性肾炎（阳虚湿盛型）。症见全身浮肿，面白肢冷，腹胀便溏，舌体淡胖者尤为适用。

【附记】引自《名医治验良方》。马骥方。屡用效佳。

109. 益气化瘀散

【组成】黄芪30克，淫羊藿20克，石韦15克，附子10克，川芎10克，红花10克，当归10克，川续断10克，怀牛膝10克，益母草60克。

【制法】散剂。上药共研极细末，和匀，贮瓶备用。

【用法】口服。每次服10克，每日服2次，开水冲服。

【功能】益气化瘀、补肾利水。

【主治】慢性肾炎。

【附记】引自《名医治验良方》。朱良春方。屡用效佳。本方配伍考虑，当为同类方中之佼佼者。验之临床，效果颇佳。

110. 宣肺靖水散

【组成】荆芥10克，僵蚕10克，蝉蜕10克，防风10克，白术10克，生地黄10克，黄芪15克，石韦30克，鸡内金5克，甘草3克，连翘15克。

【制法】散剂。上药共研极细末，和匀，贮瓶备用。

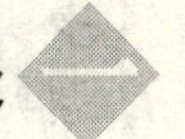

【用法】口服。每次服9克，每日服2次，饭后1小时用开水冲服。

【功能】疏风宣肺、固表靖水。

【主治】慢性咽炎而见反复感冒，咽部痒痛，面肢浮肿，尿蛋白长期不消者。

【附记】引自《名医治验良方》。张志坚方。屡用效佳。

111. 清化益肾液

【组成】黄芪50克，土茯苓50克，白茅根50克，益母草50克，冬葵子50克，丹参30克，当归15克，白术15克，浙贝母15克，益智仁20克。

【制法】浓缩液。上药加水煎煮3次，滤汁去渣，合并3次滤液，加热浓缩成口服液。每毫升含生药2克。贮瓶备用。

【用法】口服。每次服20毫升，每日服2次。15天为1疗程。

【功能】清化益肾、活血利水。

【主治】慢性肾炎。

【附记】引自《名医治验良方》。李寿山方。验之临床，疗效颇佳。

112. 补泄理肾液

【组成】黄芪50克，牡蛎50克，巴戟肉15克，黑大豆30克，土茯苓30克，泽泻20克，黄柏15克，大枣10克。

【制法】浓缩液。上药加水煎煮3次，滤汁去渣，合并3次滤液，加热浓缩成口服液。每毫升含生药2克。贮瓶备用。

【用法】口服。每次服20毫升，每日服2次。

【功能】补泄理肾。

【主治】慢性肾炎。

【附记】引自《名医治验良方》。裘沛然方。屡用效佳。

113. 消白散（二）

【组成】黄芪15克，山茱萸10克，杜仲15克，黄柏10克，白茅根15克，茯苓15克，牡蛎20克，金樱子15克。

【制法】散剂。上药共研极细末，和匀，贮瓶备用。

【用法】口服。每次服9克，每日服2次，饭前1小时用开水冲剂。

【功能】益肾消白。

【主治】慢性肾炎而见尿蛋白顽固不消者。

【附记】引自《名医治验良方》。蒋文照方。屡用有效。

114. 消肿丸

【组成】附子10克，肉桂6克，沉香6克，党参15克，白术15克，茯苓15克，猪苓15克，泽泻15克，大腹皮12克，木香10克。

【制法】水丸。上药共研细末，过100目筛，和匀，水泛为丸，如梧桐子大，晒干，贮瓶备用。

【用法】口服。每次服9克，每日服2次，温开水送服。

【功能】温肾健脾、利水消肿。

【主治】肾炎水肿而以舌淡、畏冷、便溏为指征。

【附记】引自《集验中成药》。屡用效佳。

115. 三豆消肿膏

【组成】扁豆150克，赤小豆150克，黑大豆150克，忍冬藤300克，紫花地丁150克，凤尾草150克，芡实150克，玉米须100克。

【制法】膏滋。上药加水煎煮3次，滤汁去渣，合并3次滤液，加热浓缩成清膏，再加蜂蜜300克收膏即成。贮瓶备用。

【用法】口服。每次服15～30克，每日服2次，温开水调服。

【功能】活血解毒、利水消肿。

【主治】慢性肾炎。

【附记】引自《集验中成药》。屡用效佳。

116. 清风散

【组成】荆芥10克，防风10克，大力子10克，当归10克，苍术10克，蝉衣5克，生甘草5克，木通5克，苦参15克，生地黄20克，茺蔚子20克，知母10克，石膏30克。

【制法】散剂。上药共研极细末，和匀，贮瓶备用。

【用法】口服。每次服9克，每日服3次，开水冲服。

【功能】祛风清热、活血利水。

【主治】急性肾炎。

【加减】水肿明显者，加茯苓皮30克，车前子20克；伴有疮疡者，加紫花地丁20克，蒲公英30克。

【附记】引自《集验中成药》。屡用效佳。

117. 治肾口服液

【组成】白茅根100克，土茯苓100克，夏枯草25克，桑白皮15克，大腹皮12克，小蓟12克，蝉蜕10克。

【制法】浓缩液。上药加水煎煮3次，滤汁去渣，合并3次滤液，加热浓缩成口服液。每毫升含生药2克。贮瓶备用。

【用法】口服。每次服20～30毫升，每日服2次。10日为1疗程。

【功能】泻肺利水、凉血止血。

【主治】急性肾炎。

【加减】可按年龄、体质和症情不同酌予加减：如①风水泛滥型加连翘15克，杏仁12克，苏叶12克；恶心呕吐者，加竹茹12克，藿香15克。②水湿浸渍型，加白术30克，商陆12克，萆薢30克；腹胀、嗳气、食少者，加枳壳15克，青皮12克。③湿热蕴结型，加木通12克，车前子30克，薏苡仁100克，滑石30克；口苦、浮肿不减者，加柴胡12克，泽泻30克；胸闷纳呆者，加佩兰15克，厚朴12克。若血尿时间较长，反复不愈者，加丹参30克，琥珀末12克；水肿消退后仍有蛋白尿者，加黄芪30克，白术30克，山药30克，锁阳12克；合并高血压者，加钩藤30克，珍珠母50克，石决明50克，草决明15克。

【附记】引自《集验百病良方》。屡用效佳，治愈率可达82%以上。

118. 肾复康

【组成】土茯苓、生槐花、生茅根、益母草、藿香各等份。

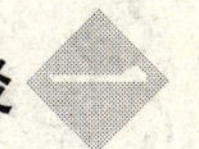

【制法】胶囊。将上药烘干，共研细末，和匀，装入胶囊，每粒 0.3 克。分装备用。

【用法】口服。每次服 10 粒，每日服 2 次，于食前或食后 30 分钟用温开水送服。一般用于风邪客表，水湿不化，湿热不化，秽浊犯胃，肝胆实火，风湿客表，膀胱湿热，脾虚湿盛等八个征候。用药 1 个月为 1 疗程。

【功能】凉血活血、化湿解毒。

【主治】急性肾炎和慢性肾炎急性发作。

【附记】引自《江苏中医杂志》。范国樑方。治疗 333 例，其中急性肾炎 178 例，慢性肾炎急性发作 155 例。结果治愈 176 例，显效 71 例，有效 60 例，无效 26 例。总有效率为 92.19%。

119. 康肾口服液

【组成】黄芪 45 克，党参 45 克，丹参 45 克，益母草 45 克，干地黄 45 克，仙灵脾 45 克，白术 15 克，茯苓 15 克，白花蛇舌草 18 克，苦参 18 克，鱼腥草 18 克，首乌 27 克，枸杞子 25 克。

【制法】浓缩液。上药加水煎煮 3 次，滤汁去渣，合并 3 次滤液，加热浓缩成口服液。每毫升含生药 2 克。贮瓶备用。

【用法】口服。每次服 20 毫升，每日服 3 次。同时配用西药维生素 E 胶丸，肝素，654-2（山莨菪碱）。

【功能】健脾益肾、活血解毒。

【主治】隐匿性肾小球肾炎。

【附记】引自《集验百病良方》。屡用效佳。在单纯蛋白尿 68 例中，基本治愈 67 例（98.53%），无效 1 例；红细胞尿 48 例中，基本治愈 47 例（97.9%），无效 1 例；尿中兼有红细胞，少量蛋白及管型者 24 例，基本治愈 23 例（95.83%），无效 1 例。总治愈率为 96.86%。

120. 商陆麻黄散

【组成】麻黄 3 克，商陆 6 克，茯苓皮 10 克，赤小豆 10 克，泽泻 6 克。

【制法】散剂。上药共研极细末，和匀，贮瓶备用。

【用法】口服。每次服 3～6 克，每日服 2 次，开水冲服。

【功能】发汗、利尿、消肿。

【主治】小儿急性肾炎。

【加减】发热加荆芥 5 克，连翘 10 克；扁桃体肿大，加牛蒡子 6 克，板蓝根 10 克；皮肤疮毒加紫花地丁 10 克，蒲公英 10 克；尿血加生地黄 10 克，小蓟 10 克。

【附记】引自《名医治验良方》。王玉玲方。屡用效佳，有效率达 98%以上。

121. 车地口服液

【组成】车前子 30 克，地肤子 30 克，瞿麦 30 克，黄柏 15 克，石韦 30 克，荆芥 15 克，桑白皮 15 克，蝉蜕 15 克，苏叶 15 克，浮萍 15 克。

【制法】浓缩液。上药加水煎煮 3 次，滤汁去渣，合并 3 次滤液，加热浓缩成口服液。每毫升含生药 2 克。贮瓶备用。

【用法】口服。每次服 10～20 毫升，每日服 2 次。10 天为 1 疗程。

【功能】清热、利尿、消肿。

【主治】小儿急性肾炎。

【加减】发热甚者，加银花 30 克，连翘 30 克；肺部感染者，加鱼腥草 30 克；泛恶不纳者，加藿香 15 克，陈皮 15 克，白术

15克；血尿重用瞿麦；蛋白尿加白茅根50克；浮肿明显重用石韦。

【附记】引自《集验中成药》。李其春方。屡用效佳，有效率达100%。

122. 芪玉散

【组成】生黄芪20克，薏苡仁15克，红枣15克（去核），泽泻15克，玉米须15克，白茯苓15克，金橘饼15克，淮山药15克，生白术10克，汉防己10克，山萸肉10克。

【制法】散剂。上药共研极细末，和匀，贮瓶备用。

【用法】口服。每次服6～9克，每日服3次，开水冲服。或每日1剂，水煎服。1个月为1疗程，坚持服用6个月。

【功能】益气健脾、利尿消肿。

【主治】小儿慢性肾炎。

【附记】引自《名医治验良方》。岳美中方。临床屡用，疗效满意。

123. 参地口服液

【组成】生地黄20克，北沙参20克，玄参20克，墨旱莲30克，荔枝草30克，小蓟30克，黄柏10克，白茅根60克。

【制法】浓缩液。上药加水煎煮3次，滤汁去渣，合并3次滤液，加热浓缩成口服液。每毫升含生药2克。贮瓶备用。

【用法】口服。每次服20毫升，每日服2次。半个月为1疗程。

【功能】养阴清热、凉血止血。

【主治】慢性肾炎血尿。

【加减】热毒重者，加白花蛇舌草 30 克；咽痛甚者，加蝉衣 6 克，射干 10 克；腰痛甚者，加川续断 15 克；乏力明显者，加太子参 15 克；夹瘀者，加丹皮 10 克，赤芍药 10 克。

【附记】引自《名医治验良方》。龚丽娟方。屡用效佳。

124. 益气活血丸

【组成】党参 15 克，黄芪 50 克，菟丝子 15 克，丹参 30 克，当归 12 克，桃仁 10 克，红花 10 克，益母草 60 克，薏苡仁 15 克，地龙 10 克。

【制法】水丸。上药共研细末，过 100 目筛，和匀，水泛为丸，如梧桐子大，晒干，贮瓶备用。

【用法】口服。每次服 9 克，每日服 2 次，温开水送服。1 个月为 1 疗程。

【功能】益气补肾、活血化瘀。

【主治】慢性肾炎。

【附记】引自《名医治验良方》。章永红方。治疗 80 例（其中普通型 52 例，高血压者 17 例，肾病综合征 11 例），均收到较好的疗效。

125. 健脾散

【组成】党参 15 克，白术 12 克，云苓皮 25 克，甘草 4 克，山药 12 克，苡仁 15 克，黄芪 20 克，牛膝 12 克，猪苓 15 克，桂枝 12 克（或桂心 1.5 克）

【制法】散剂。上药共研极细末，和匀，贮瓶备用。

【用法】口服。每次服 9 克，每日服 2～3 次，开水冲服。1 个月为 1 疗程。

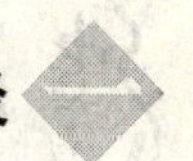

【功能】健脾利湿。

【主治】慢性肾炎（脾虚湿阻型）。

【加减】若湿重而见苔白厚腻者，去山药，加防己 12 克，砂仁 8 克；血虚明显者，去猪苓、桂枝，加当归 12 克（或鸡血藤 30 克），枸杞子 12 克，以养血；若见血压升高者，重用黄芪（用至 30 克以上），去桂枝、山药，加生石决明 30 克，代赭石 30 克以潜虚阳；若见血尿（镜下血尿）者，去桂枝，加小叶凤尾草 15 克，淡豆豉 30 克，田七末 3 克；若水肿严重，尤其是胸腹积有大量积水，则先治其标，用枳苍丸（三棱 2.3 克，莪术 2.3 克，苍术 2.3 克，香砂仁 2.3 克，连翘 2.3 克，黑丑 1.5 克，大戟 1.5 克，巴戟 1.5 克，陈皮 1.5 克，川椒 1.5 克，葶苈子 1.5 克，桑白皮 1.5 克，益智仁 1.5 克，汉防己 1.5 克，芫花 1.5 克，青皮 1.5 克，小川芎 1.5 克，牛膝 1.5 克，槟榔半个，大黄 7.7 克，甘遂 1.5 克，木香 4.6 克，紫荆皮 3.1 克。研为细末，糊为小丸，每次服 12.5 克，每日于五更空腹时 1 次顿服，连服 3 天，第一天用淡姜汤送服，第二天用陈皮汤送服，第三天用桑白皮汤送服。本方为民间验方。有一定疗效）。在水肿明显减轻后，再予健脾散。或水肿明显者，先服甘遂胶囊（即甘遂末 1 克装入胶囊，早晨白粥送 1 次吞服）。若尿蛋白长期不除者，则改用自拟尿蛋白饮（黄芪 15～30 克，龟板 30 克，淮山药 15 克，苡仁 15 克，玉米须 30 克，旱莲草 12 克，菟丝子 12 克。每日 1 剂，水煎服）。本方具有健脾固肾，利湿化浊之功，经临床验证效果尚好。

【附记】引自《名医治验良方》。邓铁涛方。屡用效佳。

126. 温阳散

【组成】熟附子 10～15 克，生姜皮 20 克，白芍药 12 克，白

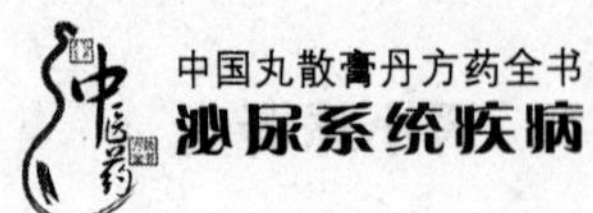

术15克，云苓皮30克，肉桂3克（炮），大腹皮12克，猪苓15克，泽泻12克，党参20克，黄芪20克。

【制法】散剂。上药共研极细末，和匀，贮瓶备用。

【用法】口服。每次服9克，每日服2～3次，开水冲服。1个月为1疗程。

【功能】温阳利水。

【主治】慢性肾炎（脾肾阳虚型）。

【加减】可参阅“健脾散”加减法。

【附记】引自《名医治验良方》。邓铁涛方。屡用效佳。

127. 宁元散

【组成】西洋参10克，川三七10克，鸡内金10克，琥珀10克，珍珠粉10克，麝香0.3克。

【制法】散剂。上药共研极细末，和匀，贮瓶备用。

【用法】口服。每次服2克，每日服2～3次，开水冲服。

【功能】解毒强心、利尿安神、活血祛瘀。

【主治】元气虚衰，倦怠纳呆，头痛恶心，小便短少，心悸气短，出现尿毒症状，或心绞痛，心肌梗塞均可服用。

【加减】若肾阳虚，四肢不温者，加肉桂2克（研末调匀）；若神清惊悸者，加珍珠粉2克；若神志错迷，热痰壅盛者，加牛黄1克；若惊悸抽搐者，加羚羊角粉2克；若惊悸发热者，加熊胆1克；若神错谵语者，可配服安宫牛黄丸1粒；若烦躁不眠，风痰壅盛者，配服至宝丹5丸（如梧桐子大）；若痰壅气闭，不省人事者，配服苏合香丸1粒。

【附记】引自《名医治验良方》。盛国荣方。本方是盛国荣教授多年来治疗慢性肾炎出现病情恶化或伴发其他症状之应急方。在慢性肾炎多治无效时，可试用本方。

128. 五 皮 丸

【组成】橘皮 75 克，大腹皮 75 克，桑白皮 75 克，茯苓皮 75 克，干姜皮 37.5 克。

【制法】药汁丸。上药除大腹皮外，余药共研细末，和匀过 80～100 目筛；再将大腹皮以清水煎透，取出煎液，将残渣压榨去掉，将煎液与榨出液合并过滤，与上药粉，泛为小丸，晒干或低温干燥，贮瓶备用。

【用法】口服。每次服 9 克，每日服 2 次，温开水送服。

【功能】消胀利水、理脾祛湿。

【主治】由脾湿胃热引起的痞满腹胀，四肢浮肿，小便不利。

【附记】引自《北京市中成药方选集》。屡用效佳。

129. 中满分消丸

【组成】厚朴 30 克（姜炙），枳实 15 克，黄连 15 克（姜水炙），黄芩 15 克，姜半夏 15 克，茯苓 6 克，猪苓 3 克，白术 3 克（麸炒），泽泻 9 克，干姜 6 克，甘草 3 克，党参 3 克。

【制法】水丸。按处方将上药炮制合格，称量配齐。共轧为细粉，和匀过 80～100 目细罗。用冷开水泛为小丸，晒干或低温干燥，贮瓶备用。

【用法】口服。每次服 6 克，每日服 2 次，温开水送服。

【功能】祛湿清热、消痞除胀。

【主治】由水湿中阻，脾不运化引起的胸满脘闷，腹胀水肿，湿甚痰多，二便不利。

【附记】引自《全国中药成药处方集》。屡用效佳。

130. 五苓散

【组成】茯苓 90 克，泽泻 150 克，猪苓 90 克，肉桂 90 克，白术 90 克（土炒）。

【制法】散剂。上药共研极细末，和匀，过 100 目筛，贮瓶备用。

【用法】口服。每次服 6～9 克，每日服 2 次，温开水冲服。

【功能】健脾利水。

【主治】由水饮停蓄不行引起的水肿，小便不利，或呕逆或泄泻等症。

【附记】引自《全国中药成药处方集》（伤寒论）方。屡用效佳。

131. 大戟片

【组成】大戟 1000 克。

【制法】片剂。上药加 6 倍量水，以 100℃提取 2 小时，滤取药液另存；残渣再加 4 倍量水，按同法提取 2 小时，滤取药液，与前液合并，然后检查药渣，如认为需要提一次，可再加 3 倍量水，煎 1 小时；合并各次提取液，浓缩成比重达 1∶1～1.2，加 95％乙醇等量沉淀杂质，静置 8～24 小时后，上清液过滤，沉淀用 46％乙醇洗涤 2～3 次，洗液与滤液合并，回收乙醇，放冷，再过滤一次，继续浓缩至稠膏。测定其含量，按规定的浸膏量，加辅料适量，混匀，压制成片，即得。每片含总抽出物 150 毫克，每片相当于原生药五份（1.5 克）的煎剂。贮瓶备用。

【用法】口服。每次服 1～2 片，每日服 2 次，温开水送服。

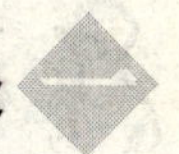

【功能】泄水通经。

【主治】各种水肿，腹胀，形气俱实的病者；或食物中毒，腹痛胀满者。

【附记】引自《中药单味制剂操作工艺》。屡用效佳。切忌过剂。

132. 甘遂片

【组成】甘遂1000克。

【制法】片剂。取甘遂按渗漉法用95%乙醇湿润4小时，以95%乙醇浸渍48小时后，以每分钟35ml/50kg的速度渗漉，俟渗漉液达生药量4倍时，即停止渗漉，收取漉液，回收乙醇，并浓缩至稠膏，测定其含量，按规定的浸膏量，加辅料，混合均匀，压制成片，即得。每片内含总抽出物25毫克，每片相当于原生药一份（0.3克）。贮瓶备用。

【用法】口服。每次服1～2片，每日取2次，温开水送服。

【功能】泄水利湿。

【主治】各种水肿，腹胀形气俱实者。

【附记】引自《中药单味制剂操作工艺》。屡用效速，切忌过剂。

133. 木香糖浆

【组成】土木香45克，九节龙45克，鸡血藤60克，红枣90克，红糖135克。

【制法】糖浆。将上前三味药加水5倍，煎取浓汁500毫升，然后加入红枣汁（另煎取汁）、红糖，浓缩至成50毫升即成。贮瓶备用。

【用法】口服。每次服 50 毫升，每日服 3 次。连服 7 天。

【功能】利尿消肿。

【主治】水肿性疾病。

【附记】引自曹春林《中药制剂汇编》。屡用有效。

134. 左归丸

【组成】熟地黄 24 克，山药 120 克，山茱萸 120 克，枸杞子 120 克，菟丝子 120 克，鹿角胶 120 克，龟板胶 120 克，牛膝 90 克。

【制法】蜜丸。上药除熟地黄外，余药研细末，熟地黄蒸烂杵膏，炼蜜为丸，如梧桐子大，贮瓶备用。

【用法】口服。每次服 6～9 克，每日服 2～3 次，温开水或淡盐水送服。

【功能】滋阴补肾、益精填髓。

【主治】肝肾精血亏损，形体消瘦，腰膝酸软，遗精滑泄，健忘少寐，五心烦热，潮热盗汗，颧红升火，口干咽燥，舌红少苔，脉细数。可用于慢性肾炎、结核病、不孕不育、遗精及慢性前列腺炎、萎缩性外阴炎、腰痛等症。

【加减】气虚加人参、黄芪；纳呆加砂仁、陈皮；遗精加芡实、金樱子；阴虚火炎，去鹿角胶，加女贞子、麦门冬；夜热骨蒸，加地骨皮；小便不清，加茯苓；大便燥结，加肉苁蓉等。

【附记】引自明代张介宾《景岳全书》。屡用神效。

135. 济生肾气丸（二）

【组成】附子 2 个（炮），茯苓 30 克，泽泻 30 克，山茱萸 30 克，山药 30 克（炒），车前子 30 克（酒蒸），牡丹皮 30 克，官桂 15

克，牛膝15克（酒蒸），熟地黄15克。

【制法】蜜丸。上药共研细末，和匀过80～100目筛，炼蜜为丸，如梧桐子大，贮瓶备用。

【用法】口服。每次服9克，每日服1～2次，温开水送服。

【功能】温阳补肾、化气利水。

【主治】肾虚水泛，尿少身肿，水肿下半身尤甚，腹胀满，腰酸肢冷等。可用于慢性肾小球肾炎，前列腺增生症，慢性前列腺炎，尿潴留，糖尿病性神经障碍，高血压病，精液异常症等病症。

【加减】若见大便溏薄者，加补骨脂、白扁豆；阳痿早泄者，加锁阳、巴戟天；神气怯弱，少腹下坠者，加黄芪、人参；浮肿明显者，加干姜、白术；高年元气大虚者，加鹿角片、红参、仙茅、仙灵脾。

【附记】引自宋代严用和《济生方》。屡用神效。本方与《全国中药成药处方集》济生肾气丸，其方名、组成相同，但剂量、主治稍异，一并列出，仅供临床选用。

136. 十补丸

【组成】熟地黄30克，山药30克，山茱萸30克，泽泻30克，茯苓30克，牡丹皮30克，肉桂30克（去皮），附子60克（炮，去皮脐），五味子60克，鹿茸30克（去毛酒蒸）。

【制法】蜜丸。上药共研细末，和匀过80～100目筛，炼蜜为丸，如梧桐子大，贮瓶备用。

【用法】口服。每次服3～6克，每日服2～3次，空腹盐汤或盐酒或温开水送服。

【功能】温补肾阳。

【主治】肾元虚寒，足冷足肿，耳鸣耳聋，足膝软弱，小便不利，肢体羸瘦，腰脊疼痛，苔薄白舌淡嫩，脉细软尺弱。可用于神经性耳聋，慢性肾炎，前列腺肥大症，夜尿增多症，产后尿潴留，功能性闭经症，性功能衰退症，早衰症等。

【附记】引自宋代严用和《济生方》。临床应用，可随病症稍作加减。

137. 地海口服液

【组成】地稔30克，海金沙根30克，连钱草30克，白花蛇舌草30克，野菊花30克，一枝黄花30克，白茅根30克，车前子9克(包煎)。

【制法】浓缩液。将上药洗净，切碎，加清水浸泡，先旺火煎至沸腾后再微火煮2小时，过滤，余渣照上法煎第二次，合并两次滤液浓缩至1∶1，用1倍量95%乙醇沉淀两次，回收乙醇，加0.4%苯甲酸和0.2%尼泊金防腐，装瓶，消毒，备用。

【用法】口服。每次服30毫升，每日服3次。30天为1疗程。

【功能】清热利尿、抑菌消炎。

【主治】急性肾炎。

【附记】引自曹春林《中药制剂汇编》。屡用效佳。

138. 益莲散(二)

【组成】半边莲30克，益母草30克，黄芪15克，熟地黄15克，淮山药10克，泽泻15克，山茱萸6克，丹皮6克，茯苓10克，苏叶30克。

【制法】散剂。上药共研极细末，和匀，贮瓶备用。

【用法】口服。每次服9克，每日服3次，开水冲服。1个月为1疗程。

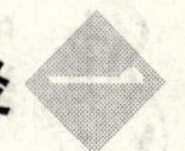

【功能】滋阴补肾、益气活血。

【主治】慢性肾炎。

【加减】肾阳虚者，加葫芦巴15克，仙灵脾15克；脾阴虚者，加白术25克；肝阳上亢者，加怀牛膝15克，杜仲10克，石决明30克；咽肿痛者，加连翘15克；皮肤瘙痒起风疹者，加蝉蜕15克；瘀血症状较明显者，倍用益母草。

【附记】引自《名医治验良方》。骆继杰方。屡用效佳。

139. 芡实丸

【组成】芡实30克，党参12克，白术12克，茯苓12克，淮山药15克，菟丝子24克，金樱子24克，黄精24克，百合18克，枇杷叶9克。

【制法】水丸。上药共研细末，和匀过80～100目筛，水泛为丸，如梧桐子大，晒干，贮瓶备用。

【用法】口服。每次服9克，每日服2～3次，温开水送服。

【功能】清肺健脾、固涩补肾。

【主治】慢性肾炎普通型。

【加减】蛋白尿多者，加山楂肉24克；尿红细胞多者，加旱莲草24克。

【附记】引自《名医治验良方》。谢其彦方。屡用效佳。

140. 茅豆口服液

【组成】白茅根50～100克，赤小豆30克，薏苡仁30克，茯苓30克，地榆15克，茜草15克，川黄柏10克，黄连10克，生甘草10克，木香6克。

【制法】浓缩液。上药加水煎煮3次，滤汁去渣，合并3次滤液，加热浓缩成口服液。每毫升含生药 2 克。贮瓶备用。

【用法】口服。每次服 20 毫升，每日早、晚饭前各服 1 次。7 日为 1 疗程。

【功能】清热利湿、凉血活血。

【主治】急性肾炎。

【附记】引自《集验中成药》。屡用效佳，治愈显效率可达 98%以上。

141. 参芪草苓散

【组成】党参 20 克，黄芪 20 克，茯苓 25 克，白术 25 克，车前草 25 克，泽泻 25 克，白茅根 15 克，生地榆 15 克，茜草 15 克，黄芩 12 克，滑石 12 克，生甘草 10 克。

【制法】散剂。上药共研极细末，和匀，贮瓶备用。

【用法】口服。每次服 9 克，每日服 3 次，开水冲服。10 日为 1 疗程。

【功能】益气健脾、利尿消肿。

【主治】慢性肾炎。

【加减】若血压偏高者，加天麻、杜仲、菊花、钩藤各 10～15 克；若水肿甚者，加猪苓、大腹皮各 15～18 克；若手足心热，心烦失血者，加生地黄、川黄柏各 10～15 克；若尿少者，加知母、肉桂各 6～10 克。

【附记】引自《集验中成药》。屡用效佳。

142. 益芪肾炎丸

【组成】益母草 50 克，黄芪 20 克，党参 20 克，茯苓 20 克，五加皮 20 克，枸杞子 20 克，芡实 20 克，丹参 10 克，白芍药 10

克，白术10克，附子10克，肉桂10克，生甘草6克。

【制法】水丸。上药共研细末，和匀过80～100目筛，水泛为丸，如梧桐子大，晒干，贮瓶备用。

【用法】口服。每次服9克，每日服3次，饭前用温开水送服。半个月为1疗程。

【功能】健脾温肾、活血利水。

【主治】慢性肾炎。

【附记】引自《集验中成药》。屡用效佳，治愈率可达92%以上。

143. 芪生肾炎膏

【组成】黄芪450克，桑寄生250克，当归250克，赤芍药250克，丹参150克，苦参150克，红花100克，桃仁100克，益母草150克，鸡内金100克，生甘草80克，大黄100克。

【制法】膏滋。上药除鸡内金外，余药加水煎煮3次，滤汁去渣，合并3次滤液，加热浓缩成清膏，再将鸡内金研为细末，加蜂蜜300克一并兑入清膏和匀，收膏即成。贮瓶备用。

【用法】口服。每次服15～30克，每日服2～3次，开水调服。

【功能】益气活血、清热利湿。

【主治】慢性肾炎。

【附记】引自《集验中成药》。屡用效佳，治愈显效率可达98%以上。

144. 补肾化瘀丸

【组成】生黄芪30克，熟地黄15克，茯苓12克，丹皮10

克，山药20克，山茱萸10克，炒泽泻12克，丹参30克，金银花12克，连翘12克，白花蛇舌草20克，赤芍药20克，制何首乌20克。

【制法】水丸。上药共研细末，和匀，过80～100目筛，水泛为丸，如梧桐子大，晒干，贮瓶备用。

【用法】口服。每次服9克，每日服2次，温开水送服。1个月为1疗程。

【功能】健脾补肾、活血化瘀、清热利湿。

【主治】慢性肾炎。

【加减】脾肾气虚型，加党参20克，炒白术10克，薏苡仁20克；脾肾阳虚型，加仙茅12克，淫羊藿12克，或附片6克，肉桂5克；肝肾阴虚型，去生黄芪，加生地黄、黄柏各10克，龟板10克，生牡蛎30克；阴阳两虚型，加巴戟天12克，龟板12克。

【附记】引自《集验中成药》。陆安锠方。屡用效佳。

145. 芪蛇散

【组成】黄芪20克，白花蛇舌草20克，太子参10克，车前子10克，白术10克，山药10克，生地黄10克，丹参10克，菟丝子10克，川续断10克，益母草15克，薏苡仁15克。

【制法】散剂。上药共研极细末，和匀，贮瓶备用。

【用法】口服。每次服9克，每日服3次，开水冲服。半个月为1疗程。

【功能】补气健脾、益肾固精、利水消肿。

【主治】慢性肾炎。

【附记】引自《集验中成药》。赵云龙方。屡用效佳。

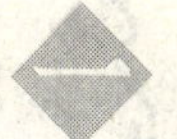

146. 防芪口服液

【组成】防己 15 克，黄芪 30 克，白术 15 克，薏苡仁 30 克，怀山药 30 克，牛膝 15 克，益母草 30 克，枸杞子 15 克。

【制法】浓缩液。上药加水煎煮 3 次，滤汁去渣，合并 3 次滤液，加热浓缩成口服液。每毫升含生药 2 克。贮瓶备用。

【用法】口服。每次服 20 毫升，每日服 2 次。10 天为 1 疗程。

【功能】补肾健脾、活血祛瘀、利尿消肿。

【主治】慢性肾炎。

【加减】兼有外感热毒者，加白花蛇舌草 20 克，半枝莲 15 克；兼有湿热者，加金钱草 20 克，车前子 15 克；若小便蛋白持续在（＋＋＋）者，可加水陆二仙丹，金樱子 15 克，芡实 20 克；下焦虚寒，形寒肢冷者，加附片 20 克，肉桂 5 克；兼有眩晕，血压偏高者，加全蝎 6 克，僵蚕 15 克；若肉眼血尿，尿检白细胞（＋＋＋），加白茅根 15 克，仙鹤草 20 克。

【附记】引自《集验百病良方》。文继红方。屡用效佳。

147. 丹 芪 丸

【组成】黄芪 30 克，丹参 15 克，连翘 15 克，益母草 15 克，赤芍药 15 克，当归 15 克，泽兰 15 克，泽泻 15 克，茯苓 15 克，生地黄 12 克，熟地黄 12 克，白术 12 克，川芎 9 克。

【制法】水丸。上药共研细末，和匀过 80～100 目筛，水泛为丸，如梧桐子大，晒干，贮瓶备用。

【用法】口服。每次服 9 克，每日服 2～3 次，开水冲服。半个月为 1 疗程。

【功能】补气益肾、清热利湿、活血化瘀。

【主治】慢性肾炎。

【加减】水肿重者，加汉防己 12 克，车前子 15 克，猪苓 15 克；血尿重者，加白茅根 30 克，小蓟 15 克；血压高者，加牛膝 15 克，生牡蛎 30 克；蛋白尿经久不消者，加芡实 30 克，金樱子 15 克；大便秘结者，加生大黄 10 克，枳实 10 克。

【附记】引自《集验中成药》。胡永东方。屡用效佳。

148. 活血益肾丸

【组成】赤芍药 12 克，当归 9 克，川芎 12 克，红花 9 克，丹参 15 克，泽兰 15 克，白茅根 30 克，益母草 12 克，白术 15 克，黄芪 15 克，熟地黄 15 克，淫羊藿 20 克。

【制法】水丸。上药共研细末，和匀，过 80～100 目筛，水泛为丸，如梧桐子大，晒干，贮瓶备用。

【用法】口服。每次服 9 克，每日服 3 次，温开水送服。15 日为 1 疗程。

【功能】活血化瘀、益气健脾、温肾利水。

【主治】慢性肾炎。

【加减】脾虚甚者，重用焦白术至 20 克，加薏苡仁 30 克，怀山药 15 克；肾阳虚者，加附子 9 克，肉桂 6 克；肾阴虚者，加山茱萸 15 克，枸杞子 10 克；水肿甚者，加猪苓 15 克，泽泻 15 克，车前子 15 克；气虚甚者，重用黄芪至 30 克，加党参 15 克；腰痛甚者，加川续断 10 克，怀牛膝 15 克，杜仲 12 克；头目眩晕者，加天麻 12 克，钩藤 15 克。

【附记】引自《陕西中医学院报》。肖志石方。多年应用，效果颇佳。

149. 活血健脾散

【组成】生黄芪 60 克，白术 20 克，法半夏 12 克，泽泻 30 克，茯苓 50 克，女贞子 25 克，紫花地丁 20 克，益母草 30 克，冬虫夏草 3 克，鸡内金 15 克，水蛭 9 克。

【制法】散剂。上药共研极细末，和匀，贮瓶备用。

【用法】口服。每次服 6～9 克，每日服 3 次，开水冲服。1 个月为 1 疗程。

【功能】健脾活血、祛瘀利水。

【主治】慢性肾炎。

【附记】引自《集验中成药》。苏德易方。多年应用，疗效确切，且无副作用。

150. 济生丹

【组成】熟地黄 15 克，淮山药 15 克，茯苓 15 克，山茱萸 10 克，泽泻 10 克，牛膝 10 克，车前子 30 克，肉桂 7 克，附子 7 克。

【制法】散剂。上药共研细末，和匀过 100～120 目筛，贮瓶备用。

【用法】口服。每次服 9 克，每日服 2 次，开水冲服。1 个月为 1 疗程。

【功能】滋补肾阴、温阳利水。

【主治】慢性肾炎。

【加减】肾阴虚型，加女贞子 10 克，杜仲炭 10 克，炙龟板 10 克；肾阳虚型；加葫芦巴、巴戟天、枸杞子各 10 克；脾肾阳虚型，加党参 30 克（或人参 8 克），麦门冬 10 克，焦白术 15

克，陈皮20克，白果10克；脾肺两虚型，加党参30克（虚甚者用人参10克），麦门冬10克，焦白术20克，陈皮20克，炙甘草5克；肺肾两虚型，加人参8克，麦门冬8克，五味子8克，生地黄15克，地骨皮15克；水肿甚者，重用车前子至100～150克。此药量虽大，但利水而不伐气，多用无妨。

【附记】引自《集验中成药》。屡用效佳，一般总有效率可达98％。

151. 决渎口服液

【组成】生黄芪50克，川郁金12克，金银花30克，白茅根30克，车前子30克，焦白术30克，薏苡仁30克，半夏12克，陈皮15克，茯苓皮30克，代赭石30克，丝瓜络15克，生甘草10克。

【制法】浓缩液。将上药捣（切）碎，和匀，加水煎煮3次，滤汁去渣，合并3次滤液，加热浓缩成口服液。每毫升含生药2克。贮瓶备用。

【用法】口服。每次服20毫升，每日服2次。1个月为1疗程。

【功能】益气升阳、利水消肿、清热凉血。

【主治】慢性肾小球肾炎。

【加减】头晕较甚，血压高者，加夏枯草30克，石决明30克，怀牛膝30克，菊花30克；血尿或尿中红细胞持续不退者，加益母草30～60克，小蓟30克；尿白浊，尿蛋白持续不退者，加薏苡仁15克，白术20克，山药15克；呕吐，纳差者，加陈皮15克，重用代赭石至60克；腹胀，腹水至明显者，加广木香12克，枳壳10克；甚者，加二丑末10克或甘遂末6克，每日分2次冲服；咳喘兼有外感者，加麻黄6克，杏仁12克，桔梗

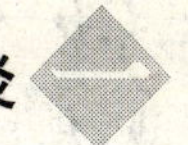

10克；尿中白细胞较多者，重用金银花至60克。

【附记】引自《集验百病良方》。张振基方。屡用效佳。

152. 蒲兰五苓散

【组成】蒲公英30克，泽兰15克，白术12克，泽泻15克，茯苓15克，猪苓15克，桂枝10克。

【制法】散剂。上药共研极细末，和匀，贮瓶备用。

【用法】口服。每次服9克，每日服2次，开水冲服。1个月为1疗程。连服3～6个疗程。或每日1剂，水煎服。

【功能】清热解毒、活血化瘀、利水消肿。

【主治】慢性肾炎。

【加减】热盛者，加连翘15克，白花蛇舌草15克；湿盛者，加薏苡仁40克，白豆蔻仁10克；阴虚者，加女贞子15克，墨旱莲15克；气虚者，加生黄芪30克，党参15克。

【附记】引自《集验中成药》。临床屡用，疗效满意。

153. 芪灵散

【组成】黄芪50克，三七15克，当归25克，灵芝25克，柴胡15克。

【制法】散剂。上药共研极细末，和匀，贮瓶备用。

【用法】口服。每次服9克，每日服2～3次，开水冲服。1个月为1疗程。

【功能】益气养血。

【主治】慢性肾炎而见持续性蛋白尿且伴有血尿水肿和高血压。

【附记】引自《集验中成药》。孙怡方。屡用效佳。且不良反应少，安全可靠。

154. 益 肾 丸

【组成】党参15克，黄芪15克，白术10克，白茅根50～100克，车前子15克，石韦15克，虎杖12克，小蓟12克，益母草12克，地龙12克，蕲蛇3克，蝉蜕6克，全蝎2克，蜈蚣2条，荆芥6克。

【制法】水丸。上药共研细末，和匀过80～100目筛，贮瓶备用。

【用法】口服。每次服6～9克，每日服2次，温开水送服。1个月为1疗程。

【功能】健脾益肾、清热利湿、祛风通络。

【主治】脾肾阳虚型慢性肾炎。

【附记】引自《集验中成药》。王艺方，临床屡用，疗效满意。

155. 养阴益肾散

【组成】黄芪15克，山萸肉6克，熟地黄8克，淮山药12克，丹参12克，益母草10克，白茅根8克，徐长卿8克，芡实10克，白术8克，茯苓8克，薏苡仁12克，车前子8克，陈皮4克。

【制法】散剂。上药共研极细末，和匀，贮瓶备用。

【用法】口服。每次服3～6克，每日服2次，开水冲服。

【功能】补益脾肾、泄湿浊、活血化瘀。

【主治】小儿慢性肾炎。

【加减】脾肾（肺）气虚症，加党参6克；脾肾阳虚症，加

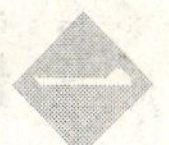

豆蔻仁3克，防己10克，当归8克；肝肾阴虚症，去熟地黄，加生地黄8克，菊花8克，枸杞子8克，石决明10克，麦门冬6克，龟板5克；慢性肾炎急性发作者，去熟地黄，加生地黄8克，蒲公英15克，萹蓄9克，竹叶8克，小蓟8克。

【附记】引自《集验中成药》。廖文德方。临床屡用，每收良效。

156. 复肾口服液

【组成】黄芪50克，茯苓30克，泽泻20克，益母草20克，红花10克，丹参30克，焦山楂30克，桑寄生30克，地龙20克，川续断15克，生甘草10克。

【制法】浓缩液。上药加水煎煮3次，滤汁去渣，合并3次滤液，加热浓缩成口服液。每毫升含生药2克。贮瓶备用。

【用法】口服。每次服20毫升，每日服2次。15天为1疗程。

【功能】补气升阳、利水消肿、活血化瘀。

【主治】慢性肾炎。

【加减】偏阳虚者，加制附片15克，补骨脂20克；偏阴虚者，加熟地黄30克，白芍药30克。

【附记】引自《集验中成药》。边洪昌方。治疗125例，结果完全缓解63例，基本缓解39例，部分缓解18克，无效5例，总有效率为96%。

157. 益气补肾丸

【组成】制附片10克，熟地黄25克，炒白术15克，桂枝8克，山萸肉15克，炒山药10克，当归13克，生黄芪40克，淫羊藿15克，茯苓25克，猪苓15克，仙茅12克，车前子20克。

【制法】水丸。上药共研细末，和匀过80～100目筛，水泛为丸，如梧桐子大，晒干，贮瓶备用。

【用法】口服。每次服9克，每日服3次，温开水送服。半个月为1疗程。

【功能】温补脾肾、利水消肿、扶阳益气。

【主治】慢性肾炎。

【加减】若浮肿明显不退，伴高血压者，加水蛭10克，桑寄生20克，地龙15克；伴血尿者，加白茅根25克；尿少加石韦20克，车前子30克；非蛋白氮及肌酐明显升高者，加大黄8克，牡丹皮12克；短气乏力者，加人参10克；蛋白尿不降者，加芡实15克，金樱子15克；遇新感有表症者，加麻黄5克，细辛3克。

【附记】引自《集验中成药》。马哲明方。多年应用，效果甚佳，有效率达92%以上。

158. 益肾散

【组成】黄芪30克，党参20克，白术15克，茯苓20克，泽泻15克，丹参20克，杜仲15克，红花6克，桃仁10克，益母草20克，当归15克。

【制法】散剂。上药共研极细末，和匀，贮瓶备用。

【用法】口服。每次服9克，每日服3次，于饭前1小时用开水冲服。1个月为1疗程。

【功能】补脾益肾、化浊利水、行气活血。

【主治】慢性肾炎。

【加减】兼脾肾阳虚者，加制附片10克，干姜10克，生姜皮5克；兼肝肾阴虚者，加石斛15克，麦门冬15克，生龟板15

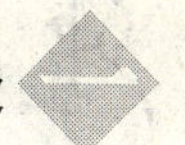

克，女贞子15克，杭菊12克；兼肺肾气虚者，加人参10克，炙甘草6克，龙眼肉（桂圆）15克；兼气阴两虚者，加参须10克，麦门冬15克，生地黄15克，五味子10克。

【附记】引自《集验中成药》。杨意平方。屡用效佳。有效率可达94%以上。

159. 健脾丸（二）

【组成】太子参12克，当归15克，杜仲10克，枸杞子10克，赤芍药12克，桃仁15克，川芎15克，紫花地丁15克，金银花30克，丹参30克，红花15克，白茅根30克，益母草20克，黄芪20克，山药10克，白术10克，菟丝子10克，黄柏10克。

【制法】水丸。上药共研细末，和匀，过80～100目筛，水泛为丸，如梧桐子大，晒干，贮瓶备用。

【用法】口服。每次服9克，每日服3次，温开水送服。半个月为1疗程。

【功能】健脾益气、滋阴潜阳、活血化瘀、清热解毒。

【主治】慢性肾炎。

【附记】引自《集验中成药》。刘衍军方。屡用效佳。

160. 地萸滋阴丸

【组成】熟地黄25克，山茱萸15克，山药15克，泽泻10克，茯苓10克，牡丹皮10克，黄精20克，枸杞子10克，陈皮5克。

【制法】水丸。上药共研细末，和匀，过80～100目筛，水泛为丸，如梧桐子大，晒干，贮瓶备用。

【用法】口服。每次服9克，每日服2次，温开水送服。半个月为1疗程。

【功能】滋养肾阴。

【主治】慢性肾炎。

【加减】伴阳虚者，加肉桂10克，附子5克；伴气虚者，加黄芪35克，人参10克，但伴高血压者慎用；伴水湿者，加白术15克，猪苓15克；伴湿热者，加黄柏10克，苍术10克；伴咽痛等外感症状者，加金银花15克，连翘10克，败酱草10克；伴血瘀者，加当归、川芎、桃仁、红花各10克。

【附记】引自《集验中成药》。马尔雅方。屡用效佳。

161. 益气养阴散

【组成】黄芪30克，桑寄生20克，益母草20克，生薏苡仁20克，党参15克，枸杞子15克，山药15克，女贞子15克，麦门冬15克，白术15克，菟丝子15克，山茱萸15克，芡实15克。

【制法】散剂。上药共研极细末，和匀过筛，贮瓶备用。

【用法】口服。每次服9克，每日服2～3次，开水冲服。1个月为1疗程。

【功能】益气养阴、补脾益肾、清热祛湿。

【主治】慢性肾炎蛋白尿。

【加减】肾阳不足有浮肿，怕冷，心悸等症者，加淫羊藿10克，附子片10克；肾阴虚有腰酸，五心烦热，盗汗者，加生地黄10克，墨旱莲10克，龟板10克；腰膝酸软者，加杜仲15克，川续断15克，牛膝15克；有血尿或尿中潜血阳性者，加白茅根15克，仙鹤草15克，小蓟15克；湿邪内蕴小便短少，舌淡有齿印者，加泽泻15克，车前子15克，苍术10克；口淡食

少腹胀、便溏者，加陈皮10克，砂仁10克，广木香10克；血压高者，加天麻15克，钩藤20克，杜仲15克。

同时还可配合穴位按摩：患者取坐位，医者以双手拇指点按脾俞、命门，以补脾益肾；嘱患者俯卧位，施以双龙点肾法，以调补肾气；嘱患者仰卧位，点按关元、气海，以调补下焦气机，补肾虚，益气候阳固精；点按足三里、太溪、三阴交，以调补肾气，补中益气。

【附记】引自《集验中成药》。邹方昕方。屡用效佳。

162. 益肾化瘀散

【组成】熟地黄20克，山药20克，枸杞子15克，女贞子15克，淫羊藿20克，黄芪35克，丹参20克，益母草20克，丹皮15克，赤芍药15克，桃仁15克，地龙15克。

【制法】散剂。上药共研极细末，和匀过筛，贮瓶备用。

【用法】口服。每次服9克，每日服3次，开水冲服。半个月为1疗程。

【功能】健脾益肾、利尿消肿、活血化瘀。

【主治】慢性肾炎蛋白尿。

【加减】水肿明显者，加车前子15克，猪苓15克；兼见血尿者，加白茅根20克，大蓟15克，小蓟15克；高血压者，加葛根20克，川牛膝15克；偏阳虚者，加仙茅20克。

【附记】引自《集验百病良方》。王晓君方。屡用效佳。

163. 益肾疏肝液

【组成】山茱萸30克，生黄芪30克，柴胡24克，当归15克，杜仲20克，土茯苓100克，藿香15克，生蒲黄15克，紫荆皮15克。

【制法】浓缩液。上药加水煎煮3次，滤汁去渣，合并3次滤液，加热浓缩成口服液。每毫升含生药2克，贮瓶备用。

【用法】口服。每次服20毫升，每日服2～3次。半个月为1疗程。

【功能】健脾补肾、益气疏肝、活血利湿、收敛固涩。

【主治】慢性肾炎蛋白尿。

【加减】气虚明显者，重用生黄芪至50克；目睛干涩，心烦热者，加女贞子30克，墨旱莲30克；咽痛者，加金荞麦30克，白芷15克；瘀血重者，加川红花15克；畏寒肢冷，脉沉细者，加楮实子30克，肉桂9克；浮肿者，加泽兰30克，茯苓30克；腰痛明显者，加菟丝子20克，川续断15克。

【附记】引自《集验中成药》。屡用效佳。

164. 蛋白消丹

【组成】菟丝子15克，女贞子15克，黄芪30克，芡实30克，金樱子15克，益母草15克，玉米须30克。

【制法】浓缩液。上药加水煎煮3次，滤汁去渣，合并3次滤液，加热浓缩成口服液。每毫升含生药2克，贮瓶备用。

【用法】口服。每次服20毫升，每日服2次。1个月为1疗程。

【功能】补肾固精、益气活血、利水消肿。

【主治】慢性肾炎蛋白尿。

【加减】脾肾阳虚者，加附子10克，鹿衔草15克；肝肾阴虚者，加墨旱莲15克，枸杞子15克；脾虚者，加党参15克，白术15克；水肿明显者，加萹蓄15克，石韦15克；呕吐者，加川黄连15克，苏叶9克；腰痛甚者，加川续断15克，狗脊15

克；瘀血明显者，加红花 15 克，丹参 30 克。

【附记】引自《中医研究》。程广书方。多年应用，效果甚佳。

165. 苏莲散

【组成】苏叶 30 克，半边莲 30 克，益母草 30 克，黄芪 15 克，熟地黄 15 克，泽泻 15 克，茯苓 15 克，山药 15 克，山萸肉 6 克，丹皮 6 克，石韦 15 克。

【制法】散剂。上药共研极细末，和匀，贮瓶备用。

【用法】口服。每次服 9 克，每日服 3 次，开水冲服。1 个月为 1 疗程。

【功能】滋阴益气、活血利湿。

【主治】慢性肾炎。

【附记】引自《集验中成药》。多年应用，疗效满意。

二、肾功能衰竭

肾功能衰竭，根据临床表现有急性和慢性之分。急性肾功能衰竭，是各种原因引起肾功能突然降低，以氮质血症和水电解质代谢紊乱等为特征，多属中医“关格”、“癃闭”、“蓄血”和“中毒”等范畴。慢性肾功能衰竭是指各种慢性肾脏疾患肾功能恶化的结果，多属中医“水肿”、“关格”、“癃闭”、“腰痛”、“虚劳”和“肾风”等范畴。而尿毒症是进行性慢性肾功能衰竭的终末阶段，也可发生急性肾功能衰竭。

病　因

多因湿热蕴积于下，肺热壅盛于上；或肝郁气滞，瘀血凝滞等因而造成三焦气机失常，肾脏分清别浊的功能失调而致湿浊毒邪内闭，贮留于机体而致。也可因外邪毒甚，或其他因素（如多汗伤津，跌仆闪挫等）直接伤肾所致。以上是导致急性肾功能衰竭的主要原因。而慢性肾功能衰竭，多因禀赋素弱，或因劳累过度、饮食不节、复感外邪，或因久治不愈，肾气日衰，脏腑虚损，脾虚则健运无权，水谷不化，血液乏于滋生，湿毒壅塞三焦，清气不升，浊气不降，肾失开阖，气化无权，不能分清别浊，湿浊之邪内蓄体内，毒邪不得外解，势必内渍，于是邪陷心包，肾虚风动，直至心肾俱衰而告终。

症　状

按临床表现及演变经过：急性肾功衰竭一般可分为三期：即

①少尿期。一般历时1～2周，24小时尿量成人<400毫升，小儿<200毫升，若尿量不减少，则为非少尿型急性肾功能衰竭。本期主要为尿毒症表现，尚有水肿，高血压，代谢性酸中毒，水电解质紊乱、心力衰竭等临床表现。②多尿期。通常历时2～3周。本期可有低热、电解质紊乱和脱水。尿量可达2500毫升/日以上。③恢复期。尿量日趋正常，可有贫血，消瘦，软弱无力，营养不良等症状。一般经数月后可完全恢复，而最长的需半年至1年以上，甚至不能完全恢复。慢性肾功能衰竭，可分四期，即肾功能代偿期，氮质血症期，肾功能衰竭——尿毒症早期，肾功能衰竭终末期——尿毒症晚期。多表现为厌食，恶心，呕吐，口有尿臭味，疲乏，头痛，头晕，重者嗜睡，烦躁，淡漠，惊厥，昏迷等，高血压，左心室肥大，心肌炎，心包炎，视力障碍，视网膜出血，贫血，出血倾向，可有胸膜炎或皮肤瘙痒等。

治疗方药

1. 滑茵肾衰丸

【组成】滑石450克，茵陈300克，黄芩300克，石菖蒲180克，益母草180克，牛膝180克，大黄180克，木通150克，川贝母150克，射干120克，连翘120克，薄荷120克，白豆蔻120克。

【制法】水丸。上药共研细末，和匀过80～100目筛，水泛为丸，如梧桐子大，晒干，贮瓶备用。

【用法】口服。每次服9克，每日服3次，温开水送服。1个月为1疗程。

【功能】清热利湿、活血开窍。

【主治】慢性肾功能衰竭。

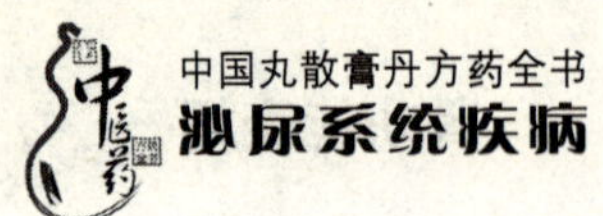

【附记】引自《中国民间医术绝招》。本方用药较为独特，尤以川贝、射干为著，不妨一试。丸剂便于服用，亦为本方优势。

2. 虫夏散

【组成】冬虫夏草6～9克。

【制法】散剂。上药研为细粉，贮瓶备用。

【用法】口服。每次服3～4.5克，每日服2次，开水冲服。

【功能】益肾扶正。

【主治】慢性肾功能衰竭。

【附记】引自《集验中成药》。冬虫夏草为名贵药材，用治慢性肾功能衰竭，疗效较佳，多数病人用药后自觉症状明显减轻，肾功能好转率达到50%。市售有“至灵胶囊”，系本品菌丝制剂，亦可代用。

3. 口服透析粉

【组成】甘露醇32.4克，氯化钠6克，氯化钾0.4克，硫酸镁0.31克，乳酸钙0.77克，碳酸氢钠2克。

【制法】散剂。上药共研细末，和匀，贮瓶备用。

【用法】口服。每日早晨空腹用21～42克溶于500毫升温开水中，可加白糖矫味。服后如尿素氮和肌酐下降明显者，可仅服透析粉，下降缓慢者，加服汤药（大黄20克，煅牡蛎20克，甘草20克，丹参20克。腹胀者加枳实15克，厚朴15克），每日1剂，水煎服，中午、晚间分服，长期服用，直至尿素氮，肌酐降至正常。

【功能】活血、泄毒、透析。

【主治】慢性肾功能衰竭（尿毒症）。

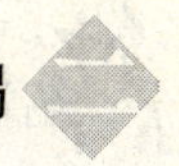

【附记】 引自《中西医结合杂志》。此法采用口服方法，避免了腹膜透析的麻烦。观察表明基本达到腹膜透析的效果。可遵医嘱，读者如自用应密切观察治疗反应。

4. 生脉肾气液

【组成】 西洋参 3 克，五味子 3 克，炮附子 3 克，麦门冬 9 克，山萸肉 9 克，山药 9 克，怀牛膝 9 克，生地黄 9 克，熟地黄 9 克，茯苓 12 克，泽泻 12 克，车前子 15 克（包），白茅根 30 克，肉桂 1.5 克，牡丹皮 6 克。

【制法】 浓缩液。上药除西洋参、肉桂外，余药加水煎煮 3 次，滤汁去渣，合并 3 次滤液，加热浓缩成口服液，再将西洋参另煎，肉桂研细末兑入和匀即可。每毫升含生药 2 克，或制成 20 毫升。贮瓶备用。

【用法】 口服。每次服 10 毫升，每日服 2 次。

【功能】 强心益肾、化瘀消火。

【主治】 慢性肾功能衰竭尿毒症（心肾俱虚，毒热内蕴型）及慢性肾炎。

【附记】 引自《名医治验良方》。谢海洲方。屡用效佳。若病症较轻，亦可煎煮（水煎服）服之。

5. 温降口服液

【组成】 熟附子 10～15 克，大黄 10～15 克，法半夏 10～15 克，厚朴 10 克，黑白丑 15 克，泽泻 15～30 克，生姜 10～15 克。具体剂量，可随症酌定。

【制法】 浓缩液。上药加水煎煮 3 次，滤汁去渣，合并 3 次滤液，加热浓缩成口服液。每毫升含生药 2 克。贮瓶备用。

【用法】 口服。每次服 20 毫升，每日服 2 次。

【功能】 温阳降逆、行气利水。

【主治】 尿毒症（急性肾炎肾功能衰竭）。

【加减】 上方亦可酌情加入陈皮、生牡蛎，疗效增强。头痛高血压者，加钩藤；发热者，加连翘；食纳不佳者，加谷麦芽；气虚寒盛者，加桂枝、人参。

【附记】 引自《名医治验良方》。吕敬江方。屡用效佳。治疗急慢性肾炎所致尿毒症 10 例，治愈 8 例，好转 1 例，未愈自动出院 1 例。

6. 降氮散

【组成】 熟附子 30 克，生大黄 30 克，煅牡蛎 60 克，元明粉 15 克。

【制法】 散剂。先将前 3 味药共研末，和匀，备用。

【用法】 外用。每次取此散 120 克（布包），共浓煎至 150 毫升，冲入元明粉 15 克，待温作保留灌肠。每日 1 剂。

【功能】 温阳泻下。

【主治】 尿毒症（慢性肾炎肾功能衰竭）。

【附记】 引自《名医治验良方》。何焕荣方。通过临床观察，确能达到缓解症状，降低血中 NPN 的潴留。配合其他方法。治疗尿毒症可以获得较满意的效果。

7. 肾复康胶囊

【组成】 生大黄、熟附子、冬虫夏草、川芎、水蛭、败酱草（比例为 5∶1∶1∶1∶0.5∶1.5）。

【制法】 胶囊。上药共研细末，和匀过筛，装入胶囊，每粒

0.3克，分装备用。

【用法】口服。每次服5～10粒，每日服3次，温开水送服。

【功能】益肾填精、活血化瘀、通腑泄浊。

【主治】急性肾功能衰竭。

【附记】引自《中国中医药科技》。薛晓寒方。临床治疗25例，痊愈11例，显效8例，有效4例，无效2例，总有效率为92%。

8. 银茅口服液

【组成】白茅根30克，金银花20克，生地黄30克，玄参30克，牡丹皮15克，赤芍药15克，连翘10克，淡竹叶10克，芦根10克，大青叶15克，甘草6克。

【制法】浓缩液。上药加水煎煮3次，滤汁去渣，合并3次滤液，加热浓缩成口服液。每毫升含生药2克。贮瓶备用。

【用法】口服。每次服20毫升，每日服3次。

【功能】清热解毒、凉血活血、养阴利尿。

【主治】肾综合征出血热、急性肾功能衰竭。

【附记】引自《集验百病良方》。晏荣方。屡用效佳。

9. 尿毒灵

【组成】大黄6克，陈皮6克，竹茹6克，法半夏6克，黄芪15克，茯苓15克，牡蛎15克，神曲15克，白术10克，苍术10克，女贞子10克，旱莲草10克。

【制法】冲剂。上药粉碎后，加水煎煮3次，滤汁去渣，合并3次滤液，加热浓缩成稠膏，再加适量辅料，混合均匀，制成颗粒，低温干燥，整粒即得。每袋装10克封口，收贮备用。

【用法】口服。每次服1包，每日服2次，开水冲服。若大便不畅，则量加倍。

【功能】活血化瘀、益肾养阴、健脾化湿。

【主治】慢性肾功能衰竭。

【附记】引自《集验中成药》。严智功方。屡用效佳。

10. 保肾祛浊液

【组成】生黄芪30克，生地黄10克，生大黄10克，当归10克，红花10克，桃仁10克，牛膝10克，泽泻10克，石韦10克，半夏10克，车前子15克（包），丹参15克，茯苓15克，生薏苡仁15克，制附子5克。

【制法】浓缩液。上药除生大黄外，余药加水煎煮3次，滤汁去渣，合并3次滤液，加热浓缩成口服液。再将大黄研细兑入和匀。每毫升含生药2克。贮瓶备用。

【用法】口服。每次服20毫升，每日服2次。2个月为1疗程。

【功能】温肾健脾、活血排毒。

【主治】慢性肾功能衰竭。

【附记】引自《集验百病良方》。白永清方。屡用效佳。

11. 保肾散（一）

【组成】制何首乌20克，菟丝子20克，怀牛膝15克，泽泻20克。

【制法】散剂。上药共研极细末，和匀，贮瓶备用。

【用法】口服。每次服9～15克，每日服2次，开水冲服。3个月为1疗程。

【功能】滋阴补肾。

【主治】慢性肾功能衰竭。

【附记】引自《集验中成药》。郑艳萍方。屡用效佳，有效率达87%以上。

12. 补肾排毒液

【组成】白花蛇舌草30克，土茯苓15克，虎杖15克，生黄芪30克，党参20克，黄精20克，茯苓15克，怀山药15克，山茱萸12克，白术12克，丹参15克，泽泻12克，牛膝10克，厚朴9克。

【制法】浓缩液。上药加水煎煮3次，滤汁去渣，合并3次滤液，加热浓缩成口服液。每毫升含生药2克。贮瓶备用。

【用法】口服。每次服20毫升，每日服3次。1个月为1疗程。

【功能】健脾补肾、解毒利尿。

【主治】慢性肾功能衰竭。

【加减】形寒肢冷，小便频数清长者，加熟附子6克（先蒸30分钟），肉桂3克（研冲），肉苁蓉15克，巴戟天12克；口干，手足心热，舌绛少苔者，加太子参30克，枸杞子15克，墨旱莲15克，女贞子12克，知母9克，黄柏9克；腹胀，尿赤，舌苔黄浊者，加绵茵陈15克，白茅根15克，苍术9克，砂仁6克；便干者，加生大黄9克（后入）；尿不畅者，加猪苓10克，车前子9克（包）；舌质紫或有瘀斑者，加桃仁12克，川芎6克；头晕目眩，血压升高者，加石决明30克，钩藤12克，天麻10克。

【附记】引自《集验百病良方》。王礼彬方。多年应用，疗效甚佳。服药期间，禁食生冷、辛辣食物。

13. 补肾泄浊散（一）

【组成】黄芪 30 克，淫羊藿 10 克，杜仲 10 克，茯苓 30 克，白术 15 克，大黄 10 克，莪术 10 克，益母草 30 克，车前子 30 克，附子 10 克。

【制法】散剂。上药共研极细末，和匀，贮瓶备用。

【用法】口服。每次服 9 克，每次服 2 次，开水冲服。同时，再取 30 克，用 250 毫升沸水冲泡，滤汁待温，作保留灌肠，每日 1 次。连续 7 天为 1 疗程。间休 10 天，再行下 1 疗程灌肠。疗程 3 个月。

【功能】温补肾阳、益气健脾、通腑泄浊、活血化瘀。

【主治】慢性肾功能衰竭（包括氮质血症期、尿毒症早期和晚期）。

【加减】若兼呕吐、腹胀者，加竹茹 10 克，法半夏 10 克，厚朴 10 克；水肿明显者，加桂枝 9 克；兼阴虚者，加山萸肉 10 克，熟地黄 30 克，山药 30 克；气虚者，加红参 12 克。

【附记】引自《集验中成药》。陈志明方。屡用效佳。

14. 补肾泄浊散（二）

【组成】黄芪 15 克，党参 15 克，山茱萸 10 克，山药 15 克，熟地黄 15 克，泽泻 10 克，茯苓 20 克，丹参 15 克，当归 10 克，大黄 10 克。

【制法】散剂。上药共研极细末，和匀，贮瓶备用。

【用法】口服。每次服 9 克，每日服 2 次，开水冲服。3 个月为 1 疗程。

【功能】补肾健脾、活血利水、泄浊通腑。

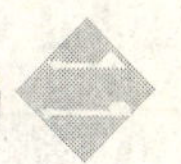

【主治】慢性肾功能衰竭早、中期。

【加减】肝肾阴虚者，加麦门冬15克，五味子10克，女贞子15克，墨旱莲15克；脾肾阳虚者，加附子10克，淫羊藿10克，肉桂3克；恶心呕吐，腹胀纳呆者，加陈皮10克，竹茹10克，砂仁10克；湿邪内蕴化热者，去生地黄，加苍术10克，竹茹10克，黄连5克；水肿甚者，加车前子15克，大腹皮15克，猪苓10克；瘀血症，加桃仁10克，红花5克，川芎10克。

【附记】引自《名医治验良方》。杨进方。多年应用，疗效甚佳。

15. 芪黄五草液

【组成】黄芪50克，大黄10克（后入），熟地黄15克，冬虫夏草10克，白花蛇舌草15克，益母草25克，香草100克，丹参15克，甘草10克。

【制法】浓缩液。上药加水煎煮3次，滤汁去渣，合并3次滤液，加热浓缩成口服液。每毫升含生药2克。贮瓶备用。

【用法】口服。每次服20毫升，每日服2次。1个月为1疗程。

【功能】健脾益肾、化瘀泄浊。

【主治】慢性肾功能衰竭。

【加减】夜尿明显者，加山药15克，山茱萸15克，益智仁20克；神疲乏力，腰膝酸软者，加杜仲15克，菟丝子15克，锁阳10克；口干咽燥，溲黄便干者，加知母10克，黄柏15克，女贞子30克；便秘者，加大黄10克。

【附记】引自《集验百病良方》。张国欣方。屡用效佳。

16. 理肾口服液

【组成】黄芪30克，牡蛎30克，巴戟天15克，黄柏15克，泽泻15克，土茯苓30克，丹参30克，益母草20克，白花蛇舌草30克，麦穗15克，大黄5～15克（后下）（大黄用量要依大便情况而定，必须保持大便每日2次，以轻泻为度）。

【制法】浓缩液。上药加水煎煮3次，滤汁去渣，合并3次滤液，加热浓缩成口服液。每毫升含生药2克。贮瓶备用。

【用法】口服。每次服20毫升，每日早、晚各服1次。3个月为1疗程。

【功能】补气健脾益肾、利水泄浊解毒。

【主治】慢性肾功能衰竭。

【加减】头晕失眠者，加生石决明30克，菊花20克，钩藤20克，酸枣仁20克（炒）；恶心呕吐明显者，加姜半夏15克，竹茹15克，黄连10克，苏叶30克；偏脾胃虚弱者，加党参30克，白术30克；偏肾阳虚者，加制附子15克，肉桂6克；偏肾阴虚者，加枸杞子30克，山茱萸30克。

【附记】引自《名医治验良方》。裘沛然方。屡用效佳。实践证明，本方具有降低血尿素氮、肌酐，抑制尿毒症毒素的产生，调衡低钙、高磷、高钾，对延缓肾功能衰竭的进展，减轻患者痛苦，提高生活质量，有一定作用。

17. 参芪地黄散

【组成】党参30克，丹参30克，黄芪30克，生地黄25克，苍术15克，白术15克，山萸肉10克，竹茹10克，黄连10克，丹皮10克，大黄10克，砂仁10克，土茯苓25克，牛膝25克，紫苏叶 20 克，泽泻 15 克。

【制法】散剂。上药共研极细末，和匀，贮瓶备用。

【用法】口服。每次服 9～15 克，每日服 2～3 次，开水冲服。1 个月为 1 疗程。

【功能】健脾滋肾、清热和胃、利湿排浊。

【主治】尿毒症。

【附记】引自《名医治验良方》。方药中方。屡用屡效。

18. 附黄散

【组成】制附子 20 克，生大黄 30 克，生黄芪 30 克，益母草 30 克，芒硝 20 克。

【制法】散剂。上药共研极细末，和匀，贮瓶备用。

【用法】口服。每次服 9 克，每日服 2 次，开水冲服。亦可取散 30～50 克，用沸水 250 毫升冲泡取汁，待温灌肠，每日 1 次。

【功能】益气活血、温通排浊。

【主治】慢性肾功能衰竭。

【附记】引自《名医治验良方》。刘锐方。屡用效佳。由于所用药物均系治疗肾衰常用药品，因此用治本病颇为适宜。

19. 泄浊解毒液

【组成】半夏 15 克，陈皮 15 克，茯苓 15 克，大黄 15 克，牡蛎 30 克，枳实 10 克，附子 10 克，竹茹 10 克，甘草 5 克，大枣 5 枚。

【制法】浓缩液。上药以 2 倍量，加水煎煮 3 次，滤汁去渣，合并 3 次滤液，加热浓缩成口服液。每毫升含生药 2 克，贮瓶备用。

【用法】口服。此为1日量，可分4次分服。

【功能】泄浊解毒、和胃止呕。

【主治】尿毒症，如出现频繁呕吐者尤为适宜。

【附记】引自《名医治验良方》。骆安邦方。屡用效佳。

20. 温降散

【组成】茯苓12克，白术12克，白芍药12克，生姜12克，猪苓15克，泽泻15克，苏叶9克，附子9克，西洋参6克，黄连5克。

【制法】散剂。上药除生姜外，共轧为粗末，与生姜共捣烂和匀，晒干或低温干燥，共研为极细末，和匀，贮瓶备用。

【用法】口服。每次服9～15克，每日服2～3次，开水冲服。

【功能】温阳降浊。

【主治】慢性肾功能衰竭，适于尿毒症而以水肿、呕恶表现为主者。

【附记】引自《名医治验良方》。杜雨茂方。多年应用，效果甚佳。

21. 参芪灵芝散

【组成】太子参20克，生黄芪20克，当归15克，麦门冬15克，五味子9克，生地黄20克，山萸肉15克，生山药30克，丹皮9克，茯苓15克，灵芝20克，泽泻9克，知母9克，大黄3～20克（依据大便情况而定）。

【制法】散剂。上药共研极细末，和匀过筛，贮瓶备用。

【用法】口服。每次服 9～15 克，于每晚 18 时前和 22 时后各服 1 次，开水冲服。连服 3 个月后改为隔日服 2 次，继服 3 个月。掌握大黄用量、煎法和炮制，以每日排软便 1～3 次为度。

【功能】益气滋阴、健脾补肾。

【主治】慢性肾功能衰竭。

【附记】引自《集验百病良方》。李保华方。多年应用，疗效较为满意。

22. 肾衰丸

【组成】生大黄 30 克，煅牡蛎 30 克，半枝莲 20 克，丹参 30 克，附子 10 克，冬虫夏草 20 克，生槐花 30 克。

【制法】水丸。上药共研细末，和匀过 80～100 目筛，水泛为丸，如梧桐子大，晒干，贮瓶备用。

【用法】口服。每次服 9 克，每日服 2～3 次，温开水送服。或每日 1 剂，水煎 2 次，取浓汁 250 毫升，待温保留灌肠。灌肠 15 大后，停药 10 天，再续 15 天为 1 疗程。

【功能】通腑泄浊、祛除毒邪、活血化瘀、补益正气。

【主治】慢性肾功能衰竭。

【附记】引自《集验中成药》。张素艳方。屡用效佳，尤以氮质血症期为优，尿毒症早期有效，晚期则无效。

23. 涤毒灌肠液

【组成】大黄 30 克，制附子 15 克，蒲公英 30 克，土茯苓 60 克，丹参 30 克，牡蛎 30 克，槐花 20 克。

【制法】浓缩液。上药加水煎煮 2～3 次，滤汁去渣，合并 2～3 次滤液，加热浓缩成灌肠液（浓缩至 200 毫升），每毫升含生药1克。

【用法】外用。每日灌肠1次，10次为1疗程。连用药2个疗程，疗程间休3天。

【功能】清热解毒、活血化瘀、补肾排毒。

【主治】慢性肾功能衰竭氮质血症期。

【附记】引自《集验百病良方》。朱翠贞方。屡用效佳，有效率可达93%以上。

24. 蟾蜍散

【组成】蟾蜍2个，巴豆14粒。

【制法】散剂。将上药焙干后，共研为细末，和匀，贮瓶备用。

【用法】口服。1料分4天服用，每日服1～2次，开水冲服。以上是13岁儿童用量，13岁以下酌减。

【功能】解毒利水。

【主治】小儿尿毒症合并腹水者。

【附记】引自胡熙明《中国中医秘方大全》。何世英方。本方治疗1例狼疮肾炎伴尿毒症患儿，曾用中西医结合方法治疗无效，病情日益加重，腹水明显，非蛋白氮达80毫克%，后加服本方后尿量明显增加，腹水消失，诸症好转，尿毒氮下降至27毫克%。

25. 消尿毒口服液

【组成】①炮附子9克，党参12克，生龙骨30克，生牡蛎30克。②党参15克，黄芪15克，生地黄9克，知母9克，黄柏9克，牛膝9克。

【制法】浓缩液。随症选方用药，加水煎煮3次，滤汁去渣，合并3次滤液，加热浓缩成口服液。每毫升含生药2克。贮瓶备用。

【用法】口服。每次服10～15毫升，每日服2～3次。

【功能】①温阳固肾。②益气滋阴。

【主治】小儿尿毒症（脾肾阳虚型，表现肢冷、面色㿠白、舌胖、脉软用方①；气阴两虚型，表现神疲、纳呆、口干、舌质红苔少用方②）。

【加减】浮肿加车前子9克，泽泻9克，猪苓9克；腹水加大腹皮9克，葫芦15克；面色黧黑夹瘀加益母草30克，当归9克，赤芍药9克，桃仁9克；湿热加黄芩9克，山栀9克；大便秘结，加生大黄9克（后下）。

另用生大黄18～30克，煅龙骨30克，煅牡蛎30克，炮附子6～9克。取煎液100～200毫升，待温保留灌肠，每日1次。

【附记】引自《名医治验良方》。顾文华方。用上方治疗28例，结果显效6例，好转13例，无效9例。其中无效病例中有3例死亡。

26. 芪苓口服液

【组成】黄芪12克，丹参12克，茯苓9克，半夏9克，陈皮4.5克，竹茹4.5克，车前子15克（包）。

【制法】浓缩液。上药加水煎煮3次，滤汁去渣，合并3次滤液，加热浓缩成口服液。每毫升含生药2克。贮瓶备用。

【用法】口服。每次服10～15毫升，每日服2～3次。

【功能】益气活血、利尿排毒。

【主治】小儿慢性尿毒症。

【加减】常配用灌肠方灌肠：药用生大黄15～30克，煅龙骨

30克，煅牡蛎30克。先煎龙牡半小时，纳大黄再煮1～2分钟，离火焖半小时，约煎成200～300毫升灌肠液，仿直肠透析法，滴注灌肠。这样双管齐下，每获良效。

【附记】引自《名医治验良方》。顾文华方。屡用效佳。

27. 芪地口服液

【组成】生黄芪30克，党参20克，生地黄10克，熟地黄10克，枸杞子15克，土茯苓30克，丹参30克，黑大豆30克，六月雪30克，制大黄5～10克，生水蛭10克，陈皮10克，制半夏10克，紫苏梗10克。

【制法】浓缩液。上药加水煎煮3次，滤汁去渣，合并3次滤液，加热浓缩成口服液。每毫升含生药2克。贮瓶备用。

【用法】口服。每次服20毫升，每日服2～3次。1个月为1疗程。同时配用灌肠方：生大黄15克，煅牡蛎30克，晚蚕沙30克，蒲公英30克，甘草5克。水煎2次取浓汁150～200毫升，高位保留灌肠，每晚1次。

【功能】健脾益肾、泄浊活血。

【主治】慢性肾功能衰竭。

【加减】血虚者，加当归15克，何首乌15克，紫河车5克(研粉兑入)；阳虚者，加附子10克，淫羊藿15克；兼水湿者，加泽泻15克，车前子30克；兼湿热者，加黄连6克，厚朴10克；夹热毒者，加半枝莲30克，忍冬藤30克；湿浊明显者，加石菖蒲10克，苍术10克，砂仁6克(后入)；血瘀明显者，加红花10克，川芎10克；有外感者，酌加疏风解表药。

【附记】引自《集验百病良方》。葛友庆方。屡用效佳。

28. 复肾口服液

【组成】黄芪 50 克，白术 15 克，鹿角霜 40 克，大黄 30 克，蒲公英 30 克，紫草 30 克，益母草 30 克，川芎 15 克，当归 20 克，川牛膝 20 克，柴胡 10 克，黑枣 5 枚。

【制法】浓缩液。上药（大黄不必后下，意取煎久缓泻作用）加水煎煮 3 次，滤汁去渣，合并 3 次滤液，加热浓缩成口服液。每毫升含生药 2 克。贮瓶备用。

【用法】口服。每次服 15～25 毫升（具体用药量的多少，应根据征候的侧重斟酌），每日服 2 次。1 个月为 1 疗程。

【功能】益气补肾、升清降浊、解毒化瘀。

【主治】慢性肾功能衰竭。

【附记】引自《名医治验良方》。范培金方。多年应用，效果甚佳。

29. 护肾丸

【组成】藿香 12 克，佩兰 12 克，荆芥 10 克，太子参 40 克，炒白术 12 克，生黄芪 30 克，猪苓 12 克，茯苓 12 克，续断 12 克，菟丝子 12 克，覆盆子 12 克，杜仲 12 克，淮牛膝 10 克，生大黄 10 克，赤芍药 15 克，红花 6 克。

【制法】水丸。上药共研细末，和匀过 80～100 目筛，水泛为丸，如梧桐子大，晒干，贮瓶备用。

【用法】口服。每次服 9 克，每日服 2 次，温开水送服。1 个月为 1 疗程。

【功能】健脾益肾、降浊祛瘀。

【主治】延缓慢性肾功能衰竭的进展。

【附记】引自《集验中成药》。谭永东方。屡用效佳。

30. 缓衰口服液

【组成】生黄芪 15 克，太子参 15 克，茯苓 15 克，泽泻 15 克，当归 12 克，川芎 12 克，赤芍药 12 克，白芍药 12 克，益母草 12 克，车前子 15 克，黄芩 9 克，焦大黄 9 克。

【制法】浓缩液。上药加水煎煮 3 次，滤汁去渣，合并 3 次滤液，加热浓缩成口服液。每毫升含生药 2 克。贮瓶备用。

【用法】口服。每次服 20 毫升，每日服 2 次。以 2 个月为 1 疗程。同时配用灌肠方：生大黄 30 克，生牡蛎 30 克，蒲公英 30 克。伴血虚及血瘀者，加当归 15 克，丹参 30 克。水煎浓汁 150 毫升，每晚保留灌肠，每次不少于 40 分钟，每日 1 次。2 个月为 1 疗程。

【功能】益气降浊、活血利湿、通腑泄浊。

【主治】慢性肾功能衰竭。

【加减】腹胀、纳呆、恶心者，加藿香梗 9 克，紫苏梗 9 克，半夏 9 克，陈皮 9 克；呕吐明显者，加旋复花 9 克，代赭石 12 克；肢麻身痒者，加鸡血藤 15 克，地肤子 12 克；贫血者，重用当归至 18 克，加阿胶珠 15 克；腰膝酸软者，加桑寄生 12 克，牛膝 12 克；咳嗽，咳吐黄痰者，加鱼腥草 18 克，桔梗 9 克；发热、咽痛者，加金银花 12 克，蒲公英 15 克；尿少、浮肿明显者，加大腹皮 20 克，车前子 16 克；心悸气短者，加麦门冬 15 克，五味子 9 克；腹胀便秘者，加金瓜蒌 15 克，麻仁 12 克；抽搐者，加煅龙骨 12 克，煅牡蛎 12 克。

【附记】引自《集验百病良方》。王丽方。多年应用，疗效颇著。

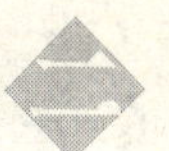

31. 水陆消肿散

【组成】生大黄60克，生牡蛎60克，商陆15克，水蛭15克，麝香适量。

【制法】散剂。上药共研极细末，和匀，贮瓶备用。勿令泄气。

【用法】外用。用时取药末适量，用清水少许调为稀糊状，敷于肚脐、气海或背部肾俞（双）穴上，外用敷料包扎，胶布固定。2小时后取下，隔日1次，重者每日1次，连续7～10次为1疗程。

【功能】活血散结、利湿消肿。

【主治】尿毒症水肿、尿少。

【附记】引自程爵棠《穴位贴敷治百病》。屡用有效。

32. 雪奴口服液

【组成】刘寄奴30克，六月雪30克，泽兰叶15克，益母草15克，黄芪15克，熟地黄10克，牡蛎30克，土茯苓30克，生大黄6～15克（随大便次数多少酌定，以每日2～3次大便为度）。

【制法】浓缩液。上药除生大黄外，余药加水煎煮3次，滤汁去渣，合并3次滤液，加热浓缩成口服液，每毫升含生药2克。贮瓶备用。

【用法】口服。每次服20毫升，每日服2次。6～8周为1个疗程。

【功能】活血益肾、排浊泄毒。

【主治】慢性肾功能衰竭。

【加减】蛋白尿者，加鸡血藤30克，忍冬藤30克，蝉蜕6

克；腰酸乏力明显者，加杜仲15克，桑寄生15克；浮肿者，酌加萹蓄15克，车前子15克，玉米须10克；恶心泛吐者，酌加姜半夏10克，陈皮6克。

【附记】引自《集验中成药》。孔昭东方。屡用效佳。本方能有效增强肾脏过滤功能，而非单纯增加肾外排毒而见效。它既能祛瘀以延缓肾单位纤维化，又能增加肾毒素的排泄途径以缓解病情。

33. 芪苡化瘀丸

【组成】黄芪30克，薏苡仁15克，芡实10克，当归10克，丹参20克，何首乌10克，生牡蛎30克，半夏10克，茯苓15克，陈皮10克，红花10克，生大黄6～30克（依大便次数多少而定，大便以每日1～3次为宜）。

【制法】水丸。上药共研细末，和匀过80～100目筛，水泛为丸，如梧桐子大，晒干，贮瓶备用。

【用法】口服。每次服9克，每日服2～3次，温开水送服。疗程3个月。

【功能】健脾益肾、补气养血、祛湿泄浊、化瘀通络。

【主治】慢性肾功能衰竭早、中期。

【加减】湿浊犯胃，恶心呕吐者，加竹茹10克；兼夹外邪者，加金银花15克，连翘10克；血尿明显者，加白茅根15克；有蛋白尿者，加金樱子10克。

【附记】引自《集验中成药》。屡用效佳。

34. 健脾口服液

【组成】党参15克，白术15克，茯苓20克，山药30克，

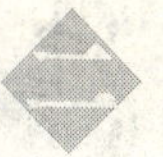

桑寄生15克，牛膝15克，丹参30克，红花15克，大黄6～12克。

【制法】浓缩液。上药加水煎煮3次（大黄后下），滤汁去渣，合并3次滤液，加热浓缩成口服液。每毫升含生药2克。贮瓶备用。

【用法】口服。每次服20毫升，每日服2次。2个月为1个疗程。

【功能】健脾益肾、活血降浊。

【主治】慢性肾功能衰竭。

【加减】阳虚者，加附子9克，巴戟天15克；阴虚者，加生地黄20克，枸杞子15克；湿热明显者，加土茯苓20克，黄柏12克；血瘀明显者，加川芎15克，益母草20克；恶心呕吐者，加半夏9克，藿香梗15克，紫苏梗15克；头晕，头痛者，加天麻12克，菊花12克；皮肤瘙痒者，加地肤子20克；尿少水肿者，加泽泻20克，车前子30克。

【附记】引自《集验百病良方》。邓晓明方。屡用效佳，尤其对氮质血症期及尿毒症早期疗效较好，部分患者甚至完全缓解。多数患者治疗后症状消失或减轻，血红蛋白提高。但对尿毒症晚期，双肾已明显萎缩者，则难以奏效。

35. 降氮口服液

【组成】黄芪20克，党参15克（或太子参15克），淫羊藿15克（或附子15克），枣皮10克，淮山药15克，黄连5克，紫苏15克，制大黄15克。

【制法】浓缩液。上药加水煎煮3次，滤汁去渣，合并3次滤液，加热浓缩成口服液。每毫升含生药2克。贮瓶备用。

【用法】口服。每次服20毫升，每日服2次，2个月为1疗程。同时，配用中药灌肠方：生牡蛎30克，六月雪30克，丹参30克，生大黄30克。水煎取浓汁150毫升，每晚保留灌肠，每次不少于30分钟，2个月为1疗程。

【功能】补益脾肾、活血解毒。

【主治】慢性肾功能衰竭氮质血症期。

【加减】浮肿者，加车前子30克，泽泻12克；高血压者，加天麻10克，石决明15克；血瘀者，加当归15克，丹参15克，赤芍药15克，白芍药5克；痰饮者，加半夏10克，陈皮6克，茯苓15克；邪热者，加六月雪30克，土茯苓30克。

【附记】引自《集验百病良方》。黄生为方。屡用效佳，有效率达93%以上。

36. 荆防肾炎丸

【组成】荆芥6克，防风6克，羌活6克，独活6克，柴胡6克，前胡6克，枳壳6克，桔梗6克，川芎10克，茯苓15克，炙甘草6克，半枝莲10克，重楼10克，生地榆12克，槐花12克，大黄3克。

【制法】水丸。上药共研细末，和匀过80～100目筛，水泛为丸，如梧桐子大，晒干，贮瓶备用。

【用法】口服。每次服9克，每日服2～3次，温开水送服。3个月为1个疗程。亦可每日1剂，水煎服。

【功能】清热解毒、利湿消肿。

【主治】慢性肾功能衰竭。

【附记】引自《名医治验良方》。刘渡舟方。临床屡用，疗效确切，尤其是肾功能不全早期，具有延缓肾衰进程甚至逆转肾功能的作用。张保伟临床验证66例，结果显效26例，有效34例，无效6例。总有效率为90.91%。

37. 抗肾衰丸

【组成】生黄芪30克，生地黄20克，大黄10克，六月雪30克，茯苓15克，山茱萸20克，丹参20克，鹿衔草30克，怀山药20克，竹茹15克，生牡蛎20克，牛膝20克。

【制法】水丸。上药共研细末，和匀过80～100目筛，水泛为丸，如梧桐子大，晒干，贮瓶备用。

【用法】口服。每次服9克，每日服2～3次，温开水送服。2个月为1疗程。亦可每日1剂，水煎服。

【功能】补肾活血、降浊解毒。

【主治】慢性肾功能衰竭。

【附记】引自《集验中成药》。李杨方。屡用效佳。通过临床观察提示在慢性肾功能衰竭早、中期，肾脏尚有一些健存肾单位时，应用本方治疗，对各种临床症状有较好的改善，且具有降低患者血肌酐、尿素氮和血尿酸的作用，使慢性肾衰的发展更加缓慢，甚至有部分患者的慢性肾衰进展不进一步发展，使病情得到很好的控制。

38. 尿毒清

【组成】黄芪30克，葫芦巴10克，鱼腥草20克，鹿衔草10克，制大黄10克，川芎10克，黄连6克，枳实10克，半夏10克，茯苓10克。

【制法】散剂。上药共研极细末，和匀，贮瓶备用。

【用法】口服。每次服9克，每日服2～3次，开水冲服。2个月为1疗程。

【功能】补脾温肾、清热解毒、凉血活血。

【主治】慢性肾功能衰竭。

【附记】引自《集验中成药》。商凤英方。屡用效佳。本方是一首补泻兼施的妙方。全方正邪兼顾，补与泻融为一体，使补而不滞邪，泻而不伤正。因此，不仅能延缓慢性肾功能衰竭的进程，且能改善或消除临床症状。

39. 芪蛭胶囊

【组成】黄芪 15 克，水蛭 10 克，当归 10 克，地龙 9 克，苍术 15 克，黄柏 12 克，大黄 6 克。

【制法】胶囊。上药共研细末，和匀过筛，装入胶囊，每粒 0.3 克。分装备用。

【用法】口服。每次服 6～10 粒，每日服 3 次，温开水送服。

【功能】益气养血、活血化瘀、清热利湿。

【主治】慢性肾功能衰竭。

【加减】湿热重者，加车前子 10 克，薏苡仁 15 克，白茅根 10 克，土茯苓 10 克；瘀血重者，加桃仁 10 克，红花 6 克，丹参 10 克，川芎 10 克；气阴两虚者，加太子参 15 克，茯苓 10 克，白术 10 克，党参 10 克，枸杞子 10 克，麦门冬 10 克；呕吐者，加陈皮 6 克，姜半夏 10 克，竹茹 10 克，天南星 6 克；便秘者，重用当归至 15 克，大黄至 10 克，加肉苁蓉 10 克；水肿者，加车前子 15 克，茯苓皮 15 克。

【附记】引自《集验中成药》。赵恰蕊方。屡用效佳。上列随症加减药物，制法有：一是直接入方；二是浓缩研末入方；三是煎水送服胶囊。临症时可斟酌选用。

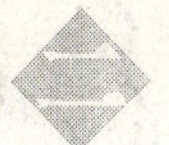

40. 肾衰缓口服液

【组成】桑寄生30克，山茱萸10克，淮牛膝15克，炒白术30克，茯苓15克，紫苏梗10克，法半夏6克，土茯苓30克。

【制法】浓缩液。上药加水煎煮3次，滤汁去渣，合并3次滤液，加热浓缩成口服液，每毫升含生药2克。贮瓶备用。

【用法】口服。每次服20毫升，每日服2次。2个月为1疗程。

【功能】补肾益精、健脾利水、解毒除湿。

【主治】早、中期慢性肾功能衰竭。

【加减】脾肾阳虚明显者，加淫羊藿10克，菟丝子10克；尿少者，加车前子10克，石韦15克；气血亏虚明显者，加黄芪12克，党参10克，枸杞子15克，鸡血藤15克；皮肤瘙痒者，加地肤子15克；血瘀明显者，加丹参12克，生山楂12克；大便秘结者，加生大黄30克(后下)，煅牡蛎30克(先煎)，蒲公英30克，生米仁30克，浓煎取浓汁150～200毫升，待温于晚上高位保留灌肠，每日1次；热象明显者，加连翘15克，黄芩6克；尿蛋白多者，加芡实15克；血压高，淮牛膝加到30克。

【附记】引自《集验中成药》。胡燕方。屡用效佳。要注重辨证用药，若体虚明显，大便稀溏，当慎用大黄；湿热明显，当慎用黄芪；同时应重视中药的肾毒性，对能引起肾损害的中药不能使用。

41. 肾衰散

【组成】炒当归15克，车前子15克，炒谷芽15克，炒麦芽15克，川芎20克，丹参30克，广金钱草30克，黄芪30克，桃仁10克，制大黄10克，生大黄10克，瓜蒌皮10克，瓜蒌仁10克，潞党参10克，茯苓10克。

【制法】散剂。上药共研极细末，和匀过筛，贮瓶备用。

【用法】口服。每次服9克，每日服2次，开水冲服。1个月为1疗程。

【功能】活血化瘀、通便排毒、补益强体。

【主治】慢性肾功能衰竭。

【附记】引自《集验中成药》。王坤明方。屡用效佳，对血肌酐在178～442μmol/L的患者有较好的疗效，总有效率达95%。同时能降低尿蛋白，提高血红蛋白，改善血液流变学，是治疗慢性肾功能衰竭的一首有效妙方。

42. 肾愈丸

【组成】黄芪15克，党参15克，熟地黄15克，丹皮10克，淮山药15克，茯苓15克，泽泻9克，山茱萸10克，生大黄6克，丹参15克，白花蛇舌草30克，甘草6克。

【制法】水丸。上药共研细末，和匀过80～100目筛，水泛为丸，如梧桐子大，晒干，贮瓶备用。

【用法】口服。每次服9克，每日服2～3次，温开水送服。2个月为1疗程。

【功能】健脾益肾、泄浊解毒。

【主治】慢性肾功能衰竭。

【附记】引自《集验中成药》。廖平平方。屡用效佳。通过5年来的临床观察，本方确可使患者临床症状减轻或消失，降低血肌酐和尿素氮，使病情稳定或好转，尤其是慢性肾功能衰竭早、中期，及早治疗，疗效满意。

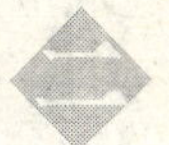

43. 解毒口服液

【组成】 紫苏叶 45 克，黄连 6 克，白术 30 克，泽泻 30 克，车前子 30 克（包），枳壳 15 克，大腹皮 15 克，生大黄 5 克（后入），佛手 10 克，炒麦芽 25 克。

【制法】 浓缩液。上药加水煎煮 3 次，滤汁去渣，合并 3 次滤液，加热浓缩成口服液。每毫升含生药 2 克。贮瓶备用。

【用法】 口服。每次服 20 毫升，每日服 3 次。3 个月为 1 疗程。

【功能】 化湿解毒、和胃降逆、健脾利尿。

【主治】 慢性肾功能衰竭。

【加减】 气虚明显者，加太子参 25 克，黄精 15 克；阴虚明显者，加枸杞子 15 克，何首乌 20 克，墨旱莲 30 克；瘀血明显者，加丹参 30 克，益母草 15 克，水蛭 6 克（研末兑入）；湿热明显者，加石韦 30 克，白茅根 30 克，六月雪 15 克；高血压者，加川芎 20 克，草决明 30 克；腹痛者，加白芍药 30 克。

【附记】 引自《集验百病良方》。韩梅方。屡用效佳。本方药性平和，祛邪而不伤正，寒热虚实之症均宜，尤适用于慢性肾功能衰竭之氮质血症期及肾功能衰竭期。待邪退之后，当以扶助正气为主，使脾气健旺，肾气充盛，水液代谢正常，其症自愈。

44. 八仙膏

【组成】 八仙草 600 克，制大黄 100 克，薏苡仁 150 克，益母草 150 克。

【制法】 膏滋。上药加水煎煮 3 次，滤汁去渣，合并 3 次滤液，加热浓缩成清膏，再加蜂蜜 300 克收膏即成。贮瓶备用。

【用法】口服。每次服15～30克，每日服2次，温开水调服。1个月为1疗程。

【功能】清热利湿泄浊、散瘀解毒消肿。

【主治】慢性肾功能衰竭。

【附记】引自《集验中成药》。屡用效佳，有效率可达95%以上。

45. 肾衰参术丸

【组成】太子参15克，白术12克，茯苓30克，半夏9克，旋复花15克，灵芝15克，淫羊藿12克，大黄9克。

【制法】水丸。上药共研细末，和匀过80～100目筛，水泛为丸，如梧桐子大，晒干，贮瓶备用。

【用法】口服。每次服9克，每日服2～3次，温开水送服。1个月为1疗程。

【功能】益气健脾、清热解毒、活血化瘀、降逆止呕。

【主治】慢性肾功能衰竭。

【加减】兼湿浊阻滞者，加车前子30克，薏苡仁30克，紫苏叶12克；兼湿壅滞者，加滑石15克，黄连9克；兼阴虚火旺者，加青蒿15克，鳖甲12克；兼血瘀症者，加丹参30克，穿山甲15克。

【附记】引自《集验中成药》。王世荣方。多年应用，效果甚佳。

46. 益肾保元散

【组成】黄芪30克，熟地黄25克，山药20克，白术20克，山茱萸20克，丹参10克，泽泻10克，茯苓10克，大黄6克，山楂15克，麦芽15克，当归10克，赤芍药10克，水蛭10克，

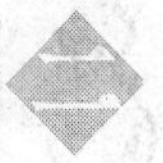

车前子20克，枸杞子12克，菟丝子10克。

【制法】散剂。上药共研极细末，和匀过筛，贮瓶备用。

【用法】口服。每次服9克，每日服2～3次，开水冲服。1个月为1疗程。

【功能】补肾健脾、利湿泄浊、活血化瘀。

【主治】慢性肾功能衰竭（脾肾亏虚型）。

【附记】引自《集验中成药》。刘卫平方。屡用效佳。

47. 降氮复肾散

【组成】大黄10克，枸杞子25克，冬虫夏草10克，白术10克，茯苓30克，丹参15克，益母草20克，当归30克，黄芪30克，藿香15克，佩兰15克，炙甘草10克。

【制法】散剂。上药共研极细末，和匀过筛，贮瓶备用。

【用法】口服。每次服9克，每日服2～3次，开水冲服。疗程2～10周。

【功能】健脾补肾、降浊化瘀。

【主治】慢性肾功能衰竭。

【加减】脾肾气（阳）虚者，加制附子10克，桂枝15克；湿浊证者，加陈皮15克，砂仁15克；水气证者，加泽泻20克，车前子15克；血瘀证者，加川芎15克，桃仁10克。

【附记】引自《集验中成药》。于敏方。屡用效佳。服药期间配合低盐低脂、低蛋白饮食；忌食生冷、油腻及辛辣刺激性食物；节房事，戒烟酒。

48. 降脂散

【组成】黄芪25克，当归20克，何首乌25克，大黄5克，

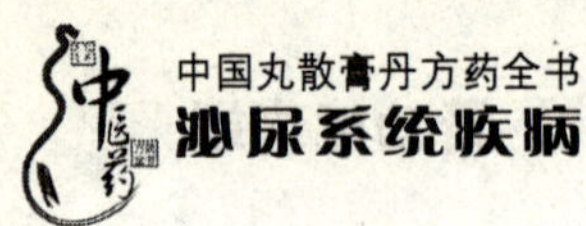

水蛭2克。

【制法】散剂。上药共研极细末，和匀过筛，贮瓶备用。

【用法】口服。每次服9克，每日服2～3次，开水冲服。1个月为1疗程。

【功能】益气活血、化浊降脂。

【主治】慢性肾功能衰竭伴高脂血症。

【附记】引自《集验中成药》。王荣欣方。屡用效佳。本方药仅5味，且具补泻兼施，既能改善肾功能，又能降低血脂。化浊降脂，其功甚著。

49. 益肾通淋散

【组成】党参15克，山药15克，白术10克，巴戟天10克，熟地黄10克，山茱萸10克，杜仲10克，桃仁10克，大血藤（红藤）15克，败酱草15克，石韦10克，薏苡仁根15克，制大黄10克。

【制法】散剂。上药共研极细末，和匀过筛，贮瓶备用。

【用法】口服。每次服9克，每日服2～3次，开水冲服。半个月为1疗程。

【功能】健脾益肾、清热通淋。

【主治】慢性肾功能衰竭并发尿路感染。

【加减】尿频、尿急、尿痛明显者，加黄柏15克，知母10克；发热者，去巴戟天，加金银花15克，连翘15克；血尿者，加马鞭草10克，白茅根15克；少腹坠胀者，加乌药15克；呕吐者，加左金丸9克（分2次服）；继发高血压者，加钩藤15克，石决明30克；水肿者，加益母草15克，泽兰叶15克。

【附记】引自《集验中成药》。李翠萍方。屡用效佳，有效率达96%。

50. 健脾益肾丸

【组成】 黄芪30克，丹参30克，淮山药30克，生白术20克，肉苁蓉10克，白豆蔻10克，生大黄5克，炙甘草5克。

【制法】 水丸。上药共研细末，和匀过80～100目筛，水泛为丸，如梧桐子大，晒干，贮瓶备用。

【用法】 口服。每次服9克，每日服2次，温开水送服。

【功能】 益气健脾、益肾、活血化浊。

【主治】 慢性肾功能衰竭营养不良。

【附记】 引自《集验中成药》。杨曙东方。坚持服用，效果甚佳。

51. 活血祛风丸

【组成】 熟地黄15克，当归15克，白芍药12克，川芎9克，黄芪30克，党参20克，茯苓20克，白术12克，地肤子15克，白蘚皮15克。

【制法】 水丸。上药共研细末，和匀过80～100目筛，水泛为丸，如梧桐子大，晒干，贮瓶备用。

【用法】 口服。每次服9克，每日服2～3次，温开水送服。

【功能】 益气活血、祛风止痒。

【主治】 慢性肾功能衰竭并发皮肤瘙痒。

【加减】 眩晕者，加龙骨30克，牡蛎30克，天麻12克，钩藤12克；失眠者加炒枣仁30克，远志10克；欲呕者，加代赭石20克，竹茹10克；瘀斑者，加桃仁9克，红花6克。

【附记】 引自《集验中成药》。林开亮方。屡用效佳，有效率达100%。

52. 和胃口服液

【组成】半夏15克，生姜30克，陈皮12克，茯苓30克，木香12克，人参10克，大黄10克。

【制法】浓缩液。上药加水煎煮3次，滤汁去渣，合并3次滤液，加热浓缩成口服液。每毫升含生药2克。贮瓶备用。

【用法】口服。每次服20毫升，每日服2次。

【功能】健脾和胃、理气化湿、降浊止呕。

【主治】慢性肾衰胃肠功能失调。

【附记】引自《集验百病良方》。吉勤方。临床屡用，疗效可靠。

53. 岐黄丹

【组成】苍术50克，砂仁50克，草豆蔻50克，冬虫夏草40克，石韦40克，金钱草40克，青皮35克，枳壳35克，香橼35克，沉香35克，檀香30克，佛手30克，郁金30克，牛黄20克，金银花30克，鸡内金25克。

【制法】片剂。上药依法加工提取后，制成红色糖尿衣。每片重0.7克，贮瓶备用。

【用法】口服。每次服3片，每日服3次，温开水送服。1个半月为1疗程。

【功能】健脾益气、降逆止呕、清热解毒、利水消肿。

【主治】尿毒症。

【附记】引自《河北中医》。侯冠森方。临床治疗480例，显效187例（38.96%），有效211例（43.96%），无效82例（17.08%）。总有效率为82.92%。

54. 保肾散（二）

【组成】生黄芪末20克，生白术末5克，茯苓末5克，泽泻末8克，竹茹末4克，葶苈子末6克，丹参末15克，大黄末4克，土茯苓末20克，生牡蛎末17克。

【制法】散剂。以上药末，均为过120目筛后取得，混匀，分作2份，布包备用。

【用法】口服。上药布包，每取1份，水煎滤出药液，内服。日服2次，每日1剂，当血肌酐＞707μmol/L时，每日服2剂。

【功能】补气健脾、燥湿利水、温阳蠲饮。

【主治】尿毒症。

【附记】引自《中国临床医生》。曲瑰琦等方。临床治疗64例，显效14例，有效48例，无效2例。总有效率为96.9%。

55. 补肾活血丸

【组成】人参10克，黄芪30克，生地黄10克，山茱萸15克，山药15克，茯苓15克，玉米须30克，枸杞子15克，菟丝子15克，覆盆子10克，丹参15克，川芎15克，牡丹皮15克，泽兰15克，大黄10克。

【制法】水丸。上药共研细末，和匀过80～100目筛，水泛为丸，如梧桐子大，晒干，贮瓶备用。

【用法】口服。每次服9克，每日服2～3次，温开水送服。1个月为1疗程。

【功能】健脾补肾、活血利水、祛湿化浊。

【主治】尿毒症早期。

【附记】引自《集验中成药》。呙青松方。屡用有效，早治效佳。

56. 固本逐瘀液

【组成】黄芪60克，何首乌30克，川芎15克，水蛭10克，大黄15克，制附片6克，炒白术30克，太子参30克，珍珠母30克，女贞子15克，墨旱莲15克，丹参30克，甘草6克，车前子30克（包）。

【制法】浓缩液。上药除水蛭、大黄外，余药加水煎煮3次，滤汁去渣，合并3次滤液，加热浓缩成口服液。再将水蛭、大黄共研细末，撒入口服液中和匀即可。每毫升含生药2克。贮瓶备用。

【用法】口服。每次服20毫升，每日服2～3次。1个月为1疗程。

【功能】脾肾双补、平衡阴阳、活血化瘀、清利湿浊。

【主治】尿毒症。

【加减】若在透析时，加用本方内服，效果尤佳。

【附记】引自《集验中成药》。刘凤英方。屡用效佳。服用本方对于改善肾的血液循环，修复肾实质的损害，保护残余的肾功能，逐步恢复肾的分清泌浊功能，确有较好的疗效。

57. 肾衰冲剂

【组成】党参15克，丹参15克，炮附子10克，淫羊藿15克，黄连5克，制大黄15克，虫草菌丝5克。

【制法】冲剂。上药除大黄、虫草菌丝外，余药加水煎煮3次，滤汁除渣，合并3次滤液，加热浓缩成浸膏，再将大黄、虫草菌丝共研细末，和适量辅料，与浸膏搅拌均匀，低温干燥，共

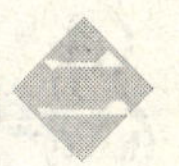

研细末，和匀，按湿法制成颗粒，干燥，袋装15克封口备用。

【用法】 口服。每次服1袋，每日服2～3次，开水冲服。1个月为1疗程。

【功能】 扶正祛邪、活血泄浊。

【主治】 尿毒症。

【附记】 引自《上海中医药大学学报》。郑平东方。屡用效佳，有效率达90%以上。

58. 温通口服液

【组成】 附子9克，人参6克，甘草9克，大黄15克，半夏12克，紫苏15克，刘寄奴12克，丹参50克，黄连9克，红花15克，当归20克，益母草50克，黄柏20克。

【制法】 浓缩液。上药除大黄、人参外，余药加水煎煮2～3次（以药味尽为止），滤汁去渣，合并2～3次滤液，加热浓缩成口服液，再将大黄、人参研成细末，撒入口服液中和匀即可。每毫升含生药2克。贮瓶备用。

【用法】 口服。每次服20毫升，每日服2～3次。2个月为1疗程。

【功能】 温通泄浊、活血解毒。

【主治】 糖尿病肾病尿毒症。

【附记】 引自《集验百病良方》。武晓春方。屡用有效。

59. 益肾口服液

【组成】 熟地黄12克，山茱萸12克，泽泻12克，牡丹皮10克，丹参30克，黄芪30～60克，益母草30克，补骨脂15克，菟丝子15克，枸杞子15克，女贞子15克，墨旱莲10克，白茅根12克，防己10克，猪苓15克，茯苓15克，大黄10克，甘草10克。

【制法】浓缩液。上药除大黄外，余药加水煎煮3次，滤汁去渣，合并3次滤液，加热浓缩成口服液，再将大黄研为细末，撒入浓缩液中和匀即可。每毫升含生药2克。贮瓶备用。

【用法】口服。每次服20毫升，每日服2～3次。同时配合灌肠方，药用炮附子15克（先煎），大黄3～15克（后下），蒲公英10克，丹参30克，牡蛎30克（先煎），甘草10克。水煎2次，浓缩至200毫升，待温保留灌肠，每次1剂。

【功能】益肾健脾补虚、活血通腑泄浊。

【主治】尿毒症。

【加减】伴恶心呕吐者，加姜半夏10克，竹茹6克，代赭石30克（先煎）；伴心悸，胸闷者，加薤白10克，葶苈子30克；伴咳喘者，加杏仁8克，蛤蚧6克；伴头昏、爪甲及面色苍白，加龙眼肉15克，阿胶10克（烊化），大枣10枚。

【附记】引自《集验百病良方》。赵俊平方。屡用有效。

60. 蛇苓散

【组成】白花蛇舌草30克，土茯苓25克，虎杖15克，生黄芪30克，党参20克，黄精20克，茯苓15克，淮山药15克，山茱萸12克，白术12克，丹参15克，泽泻12克，牛膝10克，厚朴9克。

【制法】散剂。上药共研极细末，和匀过筛，贮瓶备用。

【用法】口服。每次服9～15克，每日服3次，开水冲服。1个月为1疗程。

【功能】健脾补肾、益气活血、利尿排毒。

【主治】慢性肾小球肾炎及尿毒症。

【加减】如出现形寒肢冷，小便清长等肾阳虚为主要表现者，加熟附子6克，肉桂粉3克，肉苁蓉15克，巴戟天12克；若出现口干，手足心热，舌绛少苔等肾阴虚为主要表现者，加太子参30克，枸杞子15克，墨旱莲15克，女贞子12克，知母9克，黄柏9克；若腹胀尿赤，舌苔黄浊者，加绵茵陈15克，白茅根15克，苍术9克，砂仁6克；便秘者加生大黄9克；尿不畅者，加白茅根15克，猪苓12克，车前子9克；食欲不振者，加神曲15克，麦芽30克，谷芽30克；若舌暗或有紫斑者，加桃仁12克，川芎6克。

【附记】引自《集验中成药》。王礼彬方。屡用效佳，有效率达91%。

61. 苡芍口服液

【组成】薏苡仁60克，芍药30克，炙甘草10克。

【制法】浓缩液。上药加水煎煮3次，滤汁去渣，合并3次滤液，加热浓缩成口服液。每毫升含生药2克。贮瓶备用。

【用法】口服。每次服25毫升，每日服2次（温服）。1个月为1疗程。

【功能】健脾利湿、和血养血。

【主治】尿毒症性周围神经病变。

【附记】引自《集验百病良方》。闫树河方。多年应用，疗效显著。

62. 大黄口服液

【组成】大黄15克，丹参25克，金银花20克，败酱草15克，白花蛇舌草20克，车前子30克，鲜白茅根30克，萆薢20

克，薏苡仁20克，甘草5克。

【制法】浓缩液。上药除大黄外，余药加水煎煮3次，滤汁去渣，合并3次滤液，加热浓缩成口服液，再将大黄研成细末撒入和匀。每毫升含生药2克。贮瓶备用。

【用法】口服。每次服25毫升，每日服2～3次。15天为1疗程。连续治疗3～4个疗程。同时配用复方大黄灌肠液：大黄15克，生牡蛎20克，赤芍药15克，白花蛇舌草20克，丹参25克，败酱草15克，薏苡仁20克。加水500毫升，浓煎至150毫升。药液温度37℃～38℃，睡前保留灌肠，每日1次，每次30～60分钟。

【功能】活血化瘀、清热解毒。

【主治】急性肾功能衰竭。

【加减】气虚者，加人参10克（研兑），黄芪25克，怀山药20克；血虚者，加当归15克，熟地黄30克，何首乌20克；阴虚者，加山茱萸20克，枸杞子15克，黄精15克，桑椹子20克，女贞子15克，麦门冬20克；阳虚者，加肉桂6克，熟附子12克，淫羊藿15克；伴有结石者，加金钱草30克，鸡内金20克，琥珀6克。

【附记】引自《集验百病良方》。张酾华方。临床治疗30例，治愈18例，好转10例，无效2例。总有效率为93.3%。未见不良反应发生。

63. 活血解毒液

【组成】丹参20克，川芎20克，赤芍药20克，益母草30克，大黄15克，蒲公英30克，煅牡蛎30克，大腹皮15克，猪苓20克，土茯苓100克。

【制法】浓缩液。上药加水煎煮3次，滤汁去渣，合并3次

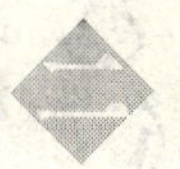

滤液，加热浓缩成口服液。每毫升含生药2克。贮瓶备用。

【用法】口服。每次服25毫升，每日服2次，15日为1疗程。或取此液150毫升，待温临睡前保留灌肠，每日1次，每次30～60分钟。

【功能】通腑解毒、活血利水。

【主治】急性肾功能衰竭。

【加减】同时静脉注射呋塞米（速尿），每日60～1000毫克。

【附记】引自《时珍国医国药》。方良玉方。治疗22例，显效17例，有效3例，无效2例。总有效率为90.9%。需注意的是，大剂量呋塞米在急性肾功能衰竭早期，可使部分患者尿量增加。如有效，可重复使用，使少尿期缩短；如果尿量不增加，不得重复使用。

64. 益参散

【组成】益母草90克，党参15克，黄芪15克，山药30克，补骨脂30克，肉桂12克，白术12克，茯苓12克。

【制法】散剂。上药共研极细末，和匀过筛，贮瓶备用。

【用法】口服。每次服9～15克，每日服3次，开水冲服。

【功能】健脾温肾。

【主治】慢性肾炎，并急性肾功能衰竭。

【加减】呕不止者，加法半夏15克，生姜15克，陈皮15克；浮肿重者，加大腹皮30克，玉米须30克；尿少尿闭者，加泽泻15克，猪苓15克。

【附记】引自《名医治验良方》。张世英方。屡用效佳。本方针对尿毒症脾肾阳虚而设，若出现气阴两虚症者，当益气滋阴。张氏认为清除尿蛋白用党参、黄芪有效，甚者可用金樱子、桑螵蛸、益母草等利水消肿有效，但须用至60克以上。方可见效。

65. 温肾解毒液

【组成】紫苏 30 克，党参 15 克，白术 15 克，半夏 9 克，熟附片 9 克（先煎），黄连 3 克，砂仁 3 克，六月雪 30 克，绿豆 30 克，丹参 30 克。

【制法】浓缩液。上药除砂仁外，余药加水煎煮 3 次，滤汁去渣，合并 3 次滤液，加热缩成口服液，再将砂仁研细兑入和匀。每毫升含生药 2 克，贮瓶备用。

【用法】口服。每次服 20 毫升，每日服 2～3 次。1 个月为 1 疗程。

【功能】温补脾肾、荡涤三焦浊气。

【主治】肾功能衰竭。

【加减】下肢肿者，加半枝莲；皮肤瘙痒者，加白鲜皮、地肤子；腰痛，尿中管型加扦扦活；腹水加黑白丑粉、小茴香粉、生大黄粉冲服。

【附记】引自《名医治验良方》。徐嵩年方。屡用效佳。徐氏认为肾衰邪实为主，只有降浊解毒，正气才能得复。若专投温补之药，反使非蛋白升高。

三、肾病综合征

肾病综合征为多种病因引起的一种临床症候群，临床表现有大量蛋白尿、低蛋白血症、高脂血症和不同程度的水肿四大特点。多属中医“水肿”、“虚劳”、“腰痛”等范畴。

病 因

中医认为水肿、蛋白尿等症为水精输布失调之故，而肺、脾、肾是水精输布过程中的主要脏器，其标在肺，其制在脾，其本在肾。肺主气，为水之上源，故有通调水道，散布精微的功能。如外邪侵袭，风水相搏，肺气壅滞，失去宣肃功能，则可导致水肿；脾为生化之源，主运化水谷，转输精微，上归于肺，利水生合，若脾不健运，水谷不归正化，水湿内停，泛滥肌肤；肾为水脏，司开合主二便，如肾气不足，则开合不利，水液代谢障碍，便可出现小便异常和水肿。若脾气下陷，肾气不固，外运封藏失职，则水谷精微随尿外泄。水肿消退后，尚可见脾肾阳虚，阴阳两虚，阴虚阳亢等症。若水病及血，久病入络，则又可见瘀血阻滞之症。

症 状

肾病综合征，根据临床表现，按中医辨证可分为六型。表现为虚象的，常见有气虚型、阳虚型、阴虚型；表现为实象的，常见有风水型、湿热型、瘀阻型。各种类型在治疗过程中，可以互相转化或兼见。

（1）气虚型：病位主要在肾，表现为腰酸乏力，无明显水肿，或仅有轻度水肿，形体困倦，甚则疲于行立，不耐久坐，尿中有蛋白或有不同程度之红细胞，舌淡红，苔薄，脉沉弱。

（2）阳虚型：病位主要在脾肾，表现为面色㿠白，形寒肢冷，遍体悉肿，按之没指，甚则可伴胸腹水，乃至胸闷气急，小溲短少，大便溏薄，尿检有蛋白，舌淡且胖，苔薄或腻，脉沉细。

（3）阴虚型：病位主要在肝肾，可见浮肿不甚，但口干，咽喉干痛，头昏目眩，性情急躁，尿赤，尿中有不同程度的蛋白及红细胞，腰酸，盗汗，烦热，舌红，脉细弦数。

（4）风水型：夹有风邪外袭所致，尤以风热多于风寒，亦有始为风寒，而后化热者。与肺有关，有见眼睑及颜面浮肿，然后迅速波及全身，肢节酸痛，小便不利，尿检有蛋白或伴有不同程度的红细胞等，并有发热、恶风、头痛、咽痛、咳嗽、鼻塞等兼症。

（5）湿热型：因湿热之邪侵袭所致，起病多急，遍身浮肿，皮肤润泽光亮，胸腹痞闷，烦热口渴，大便干燥，小便短赤，或有皮肤疮疡疖肿，尿检有大量蛋白及红细胞等，舌红苔黄，脉滑数。

（6）瘀阻型：多由水肿日久，由气及血而致。可见面浮肢肿，皮肤甲错，或现瘀点瘀斑，或腰痛尿赤，尿检有蛋白及多形性红细胞，舌淡或红，舌边有瘀点，舌下青筋瘀紫，苔薄黄或腻，脉涩或结大。亦有仅表现水肿迁延，久治不愈，缺乏明显瘀血征象。

治疗方药

1. 保真丸

【组成】黄芪、白术、甘草、茯苓、当归、生地黄、党参、白芍药、柴胡、黄柏、莲子肉各适量。

【制法】水丸。上药共研细末，和匀，过80～100目筛，水泛为丸，如梧桐子大，晒干，贮瓶备用。

【用法】口服。每次服10克，每日服3次，温开水送服。1个月为1疗程。

【功能】补气益阴、利湿退热、调和气血。

【主治】肾病综合征。

【加减】水肿甚者，去生地黄、白芍药，加桂枝、猪苓、泽泻、车前子；腹胀痞满者，加枳实、厚朴；纳差厌食者，加白豆蔻仁、鸡内金、佩兰；久病不愈者，加丹参、益母草。

【附记】引自《湖北中医杂志》。贺茂华经验。临床治疗32例，显效6例，有效23例，无效3例。总有效率为90.6%。本方系由《证治准绳》保真汤加减而成。方药制成丸剂，以图缓攻，且方便患者服用。

2. 丹芍散

【组成】牡丹皮12克，白芍药12克，茯苓18克，泽泻12克，墨旱莲20克，女贞子10克，太子参15克，蝉蜕6克，蒲公英25克，牛膝15克，甘草6克。

【制法】散剂。上药共研极细末，和匀过筛，贮瓶备用。

【用法】口服。每次服9克，每日服3次，开水冲服。1个月为1疗程。

【功能】清热养阴、利水渗湿、疏风解痉。

【主治】原发性肾病综合征（阴虚湿热型）。

【加减】外感咽痛者，加麻黄 5 克，柴胡 6 克，金银花 15 克，连翘 15 克，菊花 12 克，鱼腥草 15 克；血尿明显者，加白茅根 15 克，仙鹤草 15 克，小蓟 15 克；阴虚明显者，加干地黄 20 克，玄参 15 克，沙参 12 克，麦门冬 20 克；湿热甚者，加土茯苓 30 克，黄芩 15 克；肾虚腰痛、乏力者，加杜仲 15 克，川续断 12 克，桑寄生 18 克；血虚明显者，加当归 15 克，川芎 6 克，鸡血藤 30 克；气虚明显者，加北黄芪 30 克，党参 15 克，白术 15 克；咳嗽者，加桑白皮 15 克，地骨皮 12 克，北杏仁 15 克，苇茎 20 克；瘀血明显者，加桃仁 15 克，红花 10 克，当归 15 克，川芎 9 克，丹参 20 克，赤芍药 15 克，益母草 20 克。

【附记】引自《集验中成药》。伍新林方。屡用效佳。临床治疗 45 例，完全缓解 22 例，部分缓解 19 例，无效 4 例。总有效率为 91.11%。本方诸药合用，具有养阴清虚热而不留湿，清热利湿而不伤阴的特点。加之随症稍作加减，药切病机，故用之临床，每获良效。

3. 化浊保肾方

【组成】①大黄 40 克，水蛭 40 克，白矾 10 克。②决明子 300 克，山楂 150 克。

【制法】胶囊。先将方①共研细末，和匀过 120 目筛，装入胶囊，每粒胶囊含生药 0.5 克，分装备用；方②共研极细末，和匀，贮瓶备用。

【用法】口服。每次服 6 粒，每日服 3 次，同时每次取方②散剂 15 克，开水冲泡，送服胶囊。3 个月为 1 疗程。

【功能】化瘀通络、祛湿化痰。

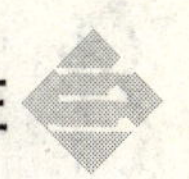

【主治】重症高脂血型肾病综合征。

【附记】引自《实用中医药杂志》。侯宗德方。屡用效佳。临床实践表明，本方降脂作用迅速，大部分患者用药3周后，总胆固醇、三酰甘油或二者指标可下降50%，且作用平稳。无副作用，应用方便，药价低廉，药源丰富，确具有较好的临床应用价值。

4. 益肾口服液

【组成】黄芪45克，鱼腥草30克，白花蛇舌草30克，地龙15克，丹参15克，益母草15克，蝉蜕15克，银花20克，猪肾1个。

【制法】浓缩液。先将猪肾洗净，切片，捣碎，与诸药一起，加水煎煮3次，滤汁去渣，合并3次滤液，加热浓缩成口服液。每毫升含生药2克。贮瓶备用。

【用法】口服。每次服20毫升，每日服3次。1个月为1疗程。

【功能】健脾补肾、清热解毒、活血化瘀。

【主治】肾病综合征。

【加减】肺气虚者，重用黄芪至60～90克，加党参30克；脾气虚者，加制附片6克，干姜5克；肾阳虚者，加制附片10克，鹿角胶10克（烊化兑入），肉桂3克；肝肾阴虚者，加知柏地黄丸30克（分服）；严重浮肿者，加赤小豆30克，鹿茸3克；腰酸冷痛者，加杜仲15克，补骨脂15克，川续断10克。

【附记】引自《名医治验良方》。施文峰方。临床治疗41例，治愈15例，显效21例，好转3例，无效2例，总有效率为95.12%。

本方对肾病综合征中兼有湿热及瘀滞者尤宜。本方在消除水肿方面，辨证除应用温阳利水的附子、肉桂外，尚加用小剂量鹿茸及小剂量赤小豆，前者有壮元阳、补精髓、改善微循环之功，后者能增加植物蛋白，有利水消肿之功，为本方之特点所在。

5. 健脾摄精丸

【组成】 党参 12 克，茯苓 15 克，白术 10 克，扁豆 10 克，陈皮 10 克，山药 10 克，莲肉 10 克，薏苡仁 10 克，莲须 10 克，金樱子 10 克，芡实 10 克。

【制法】 水丸。上药共研细末，和匀过 80～100 目筛，水泛为丸，如梧桐子大，晒干，贮瓶备用。

【用法】 口服。每次服 10 克，每日服 3 次，温开水送服。

【功能】 益气健脾摄精。

【主治】 急慢性肾炎，肾病综合征蛋白尿（脾气虚弱型）。症见无明显浮肿，面色少华，易疲劳，纳差腹胀，自汗出，大便偏稀，小便稠，舌胖大有齿痕，舌质稍红，苔薄白，脉细弱。

【附记】 引自《名医治验良方》。时振声方。屡用效佳。本方也可用于无症状性蛋白尿。

6. 五虫胶囊

【组成】 蝉蜕 6 克，制僵蚕 12 克，地龙 15 克，乌梢蛇 10 克，土鳖虫 6 克，生黄芪 15 克，茯苓 15 克，益母草 15 克，白茅根 15 克。

【制法】 胶囊。上药共研细末，和匀过 100 目筛，装入胶囊，每粒 0.35 克，分装备用。

【用法】 口服。每次服 6～9 粒，每日服 3 次，空腹温开水送服。半个月为 1 疗程。

【功能】活血化瘀、利水消肿。

【主治】肾病综合征。

【加减】肾阴虚者，加生地黄15克，枸杞子15克；脾虚者，加党参15克，白术15克；浮肿甚者，加泽泻15克，猪苓15克，车前子15克；气虚者，加黄芪20克，党参15克；肾关不固者，加金樱子15克，芡实15克；血尿者，加琥珀3克，重用白茅根至30克；肝阳上亢者，加怀牛膝15克，杜仲15克，石决明30克；肾阳虚者，加葫芦巴15克，淫羊藿15克；血瘀较甚者，重用益母草至30克，另加丹参30克。

【附记】引自《集验中成药》。顾绍瑜方。屡用效佳。临床治疗34例，缓解23例，显效8例，无效3例，总有效率为91.2%。

7. 蒲根口服液

【组成】白茅根200克，干芦根80克，蒲公英50克，蒲黄15克，大青叶20克，红花10克。

【制法】浓缩液。上药加水煎煮3次，滤汁去渣，合并3次滤液，加热浓缩成口服液，每毫升含生药2克（约200毫升），贮瓶备用。

【用法】口服。每次服100毫升，每日早、晚各服1次。5日为1疗程。

【功能】清热解毒、生津除烦、凉血止血、利尿消肿。

【主治】肾病综合征出血热。

【附记】引自《集验百病良方》。曾泽涛方。屡用效佳。

8. 腹苓散

【组成】茯苓皮6克，大腹皮6克，苍术6克，冬瓜皮9克，

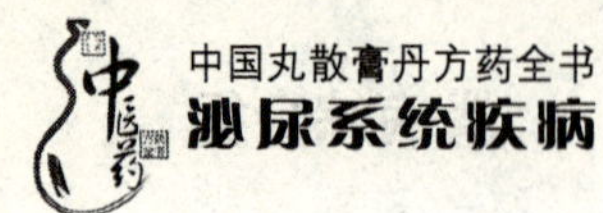

夏枯草 9 克，野菊花 9 克，车前草 9 克，生薏苡仁 12 克，白茅根 15 克，玉米须 30 克。

【制法】散剂。上药共研极细末，和匀，贮瓶备用。

【用法】口服。每次服 9 克，每日服 3 次，开水冲服。

【功能】健脾利水、凉血解毒。

【主治】肾病综合征（脾虚湿困型）。主要表现为腹胀，浮肿，胃纳不振，面色萎黄，尿少，尿检蛋白（＋＋＋），红细胞（＋），脓球（＋＋）。

【加减】诸症改善后，可加广郁金 6 克，蒲公英 9 克。

【附记】引自《名医治验良方》。马莲湘方。屡用效佳。

9. 温肾利水丸

【组成】①熟附块 9 克，仙茅 15 克，仙灵脾 15 克，葫芦巴 15 克，巴戟天 15 克，茯苓 15 克，车前子 15 克，木通 3 克，泽泻 30 克，陈葫芦 30 克。②方①诸药加党参 9 克，白术 9 克，干姜 3 克，肉桂 1.3 克，黄芪 12 克。③方②诸药加鹿角胶 12 克，紫河车 15 克。④方③诸药加牡蛎 30 克，龟板胶 12 克，淮山药 12 克，大生地 15 克。

【制法】水丸。上列四方，各研细末，和匀过 80～100 目筛，水泛为丸，如梧桐子大，晒干，贮瓶备用。

【用法】口服。随症选用，每次服 9 克，每日服 2～3 次，温开水送服。

【功能】①温肾利水。②温肾健脾利水。③温肾填督利水。④温阳填督，益肾利水。

【主治】肾病型水肿。

【附记】引自《集验中成药》。陈曙霞方。随症选用，屡用均获良效。

10. 仙黄散

【组成】淫羊藿（即仙灵脾）30克，黄芪30克，苍术15克，白术15克，茯苓20克，山茱萸15克，冬虫夏草15克，蝉蜕10克，布渣叶30克，三七粉6克。

【制法】散剂。上药共研极细末，和匀过筛，贮瓶备用。

【用法】口服。每次服9克，每日服2～3次，开水冲服。1个月为1疗程。

【功能】补肾壮阳、益气健脾、活血化瘀。

【主治】难治性肾病综合征蛋白尿。

【加减】兼湿热者，加白花蛇舌草20克，蒲公英20克，石韦30克，黄连9克；兼瘀血者，加丹参30克，益母草30克；水肿明显者，加茯苓皮30克，车前子30克；兼痰浊者，加制半夏15克，杏仁12克，莱菔子15克，桑白皮12克；伴血尿者，加白茅根30克，仙鹤草30克；伴表症者，加紫苏叶15克，牛蒡子15克。

【附记】引自《集验中成药》。张志忠方。屡用效佳，根据临床观察，蛋白质的反复出现与感冒、扁桃体炎、过度劳累等因素有关，因此预防此类诱因甚为重要。

11. 柴苓消脂丸

【组成】柴胡10克，黄芩10克，党参10克，茯苓15克，猪苓15克，白术10克，法半夏6克，桃仁10克，红花10克，川芎10克，当归12克，赤芍药12克，生甘草10克。

【制法】水丸。上药共研细末，和匀过80～100目筛，水泛为丸，如梧桐子大，晒干，贮瓶备用。

【用法】口服。每次服10克，每日服3次，温开水送服。1个月为1疗程。

【功能】温阳化气利水、活血化瘀消脂。

【主治】肾病综合征蛋白尿。

【附记】引自《集验中成药》。徐达良方。屡用效佳。

12. 益气化浊液

【组成】黄芪30克，淫羊藿15克，白术30克，茯苓30克，熟地黄30克，山茱萸15克，车前子30克，制大黄10克，丹皮10克，益母草30克，生地榆30克，连翘10克，益智仁20克。

【制法】浓缩液。上药加水煎煮3次，滤汁去渣，合并3次滤液，加热浓缩成口服液，每毫升含生药2克。贮瓶备用。

【用法】口服。每次服20毫升，每日服3次。3个月为1疗程。

【功能】补肾固精、益气扶正、活血降浊。

【主治】肾病综合征。

【加减】湿浊甚者，加半夏15克，陈皮10克；血尿甚者，加小蓟30克，蒲黄15克；血瘀甚者，加丹参30克，莪术15克；阴虚者，加服二至丸10克。

【附记】引自《集验百病良方》。郭录章方。治疗45例，完全缓解31例，基本缓解8例，部分缓解3例，无效3例。总有效率为93.3%。

13. 芡实散

【组成】芡实30克，生黄芪20克，山药15克，白术10克，茯苓15克，金樱子15克，黄精15克，百合15克，党参10克，菟丝子 20 克，枇杷叶 10 克。

【制法】散剂。上药共研极细末，和匀过筛，贮瓶备用。

【用法】口服。每次服 10 克，每日服 3 次，开水冲服。

【功能】健脾益肺、补肾固精。

【主治】肾病蛋白尿（脾肾两虚型）。症见面色㿠白，少气懒言，疲倦乏力，腰酸腿软，食纳不振，腹胀便溏，夜尿频多，小便清长，舌淡，边有齿痕，脉沉缓。

【附记】引自王振海《全国名老中医验方选集》。屡用效佳。

14. 地 萸 散

【组成】生地黄 15 克，山萸肉 12 克，山药 15 克，苡仁根 15 克，茯苓 12 克，泽泻 9 克，知母 9 克，怀牛膝 9 克，玉米须 30 克，女贞子 9 克，楤木 10 克，乌梅炭 3 克。

【制法】散剂。上药共研极细末，和匀过筛，贮瓶备用。

【用法】口服。每次服 9 克，每日服 3 次，开水冲服。

【功能】滋补肝肾、清利湿热。

【主治】蛋白尿（肝肾阴虚，内蕴湿热型）。症见面色灰暗，两颧红赤，夜寐不安，腰酸乏力，口苦，手足心热，舌尖红，苔黄腻，脉弦滑无力。

【附记】引自史宇广《当代名医临床精华·肾炎尿毒症专辑》。本方具升清降浊而不伤阴，补益肝肾而不燥，固肾涩精之妙用，故用之临床，每获良效。

15. 健脾补肾丹

【组成】黄精 30 克，山药 30 克，芡实 30 克，山萸肉 12 克，桑寄生 24 克，茯苓 15 克，泽泻 12 克，石韦 15 克，当归 15 克，丹参20克，益母草20克，陈皮9克。

【制法】散剂。上药共研极细末，和匀过筛，贮瓶备用。

【用法】口服。每次服10克，每日服3次，开水冲服。

【功能】益气健脾、补肾活血。

【主治】肾病综合征无水肿期。

【加减】脾肾阳虚者，去石韦、益母草，加制附子10克，仙灵脾15克，白术15克；脾肾气虚者，加黄芪30克，白术30克；阴虚阳亢者，加夏枯草15克，菊花15克，珍珠母30克；兼湿热者，去黄精，加萹蓄15克，蒲公英30克；血瘀明显者，加桃仁15克，红花15克。

【附记】引自《名医治验良方》。吕奎杰方。治疗60例，总有效率达94%。在服上方同时，可配合下列单方：①黄芪45～60克，赤小豆60克。水煎服。②玉米须50～60克。水煎服。

16. 健脾消胀液

【组成】制苍术5克，川芎5克，六神曲5克，生苡米9克，制香附9克，广郁金9克，白芍药9克，云茯苓9克，合欢皮24克，法半夏6克，橘皮6克，橘络6克，糯根须12克，鲜芦根60克(去节)。

【制法】浓缩液。上药加水煎煮3次，滤汁去渣，合并3次滤液，加热浓缩成口服液。每毫升含生药2克。贮瓶备用。

【用法】口服。每次服20毫升，每日服2～3次，1个月为1疗程。

【功能】健脾利水、理气消胀。

【主治】肾病综合征。症见全身浮肿，精神委靡，头晕欲倒，步履艰难，面色无华，食欲不振，汗多溲少，腹胀不舒，服激素后致药物性柯兴综合征，满月脸，水牛背，围裙腹，腹部及大腿内侧有紫纹，关节酸痛，苔白腻，脉细。

【附记】引自《名医治验良方》。邹云翔方。多年应用，疗效满意。

17. 健脾益肾丸

【组成】生黄芪60克，白术15克，女贞子30克，沙苑子30克，菟丝子30克，丹参30克，党参20克，茯苓15克，川芎15克，地龙15克，僵蚕15克。

【制法】水丸。上药共研细末，和匀过80～100目筛，水泛为丸，如梧桐子大，晒干，贮瓶备用。

【用法】口服。每次服9克，每日服2～3次，温开水送服。

【功能】滋肾填精、利水消肿。

【主治】难治性肾病综合征。

【附记】引自《集验中成药》。魏小萌方。临床屡用，疗效较好。

18. 芪附春泽散

【组成】茯苓24克，猪苓12克，白术12克，党参15克，黄芪15克，附子6克，山药15克，川牛膝12克，薏苡仁18克，车前子18克，生地黄12克，丹参15克，炙甘草5克。

【制法】散剂。上药共研极细末，和匀过筛，贮瓶备用。

【用法】口服。每次服9克，每日服2～3次，开水冲服。1个月为1疗程。

【功能】调阴阳、健脾肾、行气血、利水湿。

【主治】肾病综合征。

【加减】合并上呼吸道感染或泌尿系感染者，加金银花15

克，紫花地丁12克，菊花12克，蒲公英15克；应用激素出现颜面潮红，痤疮等明显阴虚阳亢症状时，加生地黄12克，知母12克，黄柏12克，炙甘草6克；水肿较甚，畏寒怕冷或激素减量过程中出现阳气虚弱者，加附子6克，黄芪15克。

【附记】引自《集验中成药》。赵丽敏方。屡用效佳。治疗45例，其中Ⅰ型14例，完全缓解12例，基本缓解2例；Ⅱ型31例，完全缓解23例，基本缓解8例。总有效率达100%。本病多有高度水肿，呈现脾肾阳气不足之象，虽应用激素后，出现阳亢表现，但仅为药物所致，脾肾阳虚仍为其根本病机，故无论有无寒象，附子为必用之药。

19. 参芪归仙丸

【组成】生黄芪30克，川芎10克，红花10克，丹参30克，太子参30克，全当归10克，仙灵脾15克，石韦20克，怀牛膝10克，川续断10克，益母草120克。

【制法】药汁丸。上药除益母草外，余药共研细末，和匀过80～100目筛，再将益母草水煎2次，取浓汁（适量），与药末调和为丸，如梧桐子大，晒干，贮瓶备用。

【用法】口服。每次服9克，每日服3次，温开水送服。1个月为1疗程。

【功能】益气活血行瘀。

【主治】慢性肾病蛋白尿（气虚血瘀型）。症见面色萎黄或晦暗，形体虚衰，疲惫乏力，食欲不振，腰痛腿软，月经不调，浮肿不甚，舌形胖，舌质瘀紫，苔薄腻，脉细涩。

【附记】引自史宇广《当代名医临证精华·肾炎尿毒症专辑》。本方配伍精妙，补泻兼施，虚者得补，瘀者可通，令精微归于正道。重用石韦可消蛋白。故用之临床，每获良效。

20. 党麻口服液

【组成】升麻12克，党参30克，玉米须30克，生苡仁30克，板蓝根30克，蒲公英30克，田字草30克，火鱼草30克，石韦15克，白茅根30克，重楼15克，白花蛇舌草30克。

【制法】浓缩液。上药加水煎煮3次，滤汁去渣，合并3次滤液，加热浓缩成口服液。每毫升含生药2克。贮瓶备用。

【用法】口服。每次服20毫升，每日服3次。1个月为1疗程。

【功能】补脾益肺、清热解毒。

【主治】慢性肾病蛋白尿（肺脾两虚，邪热内蕴型）。症见面色萎黄，疲乏无力，纳少腹胀，常易感冒，咽喉肿痛，自汗出，颜面及下肢轻度浮肿，小便黄，苔微黄，脉细数。

【附记】引自《集验中成药》。刘慰祖方。此型既有邪实，又有肺脾气虚，而蛋白尿的产生，是由于上虚不能制下，肾精不固所致。本方妙在党参、升麻的配治，既能补益肺脾之气，又能升举下元以固精。加之与诸药相伍为用，其效尤著。用之临床，多能见效。

21. 益肾散

【组成】熟附片9克，茯苓9克，猪苓9克，炒白术9克，仙灵脾9克，生地黄9克，丹皮9克，党参12克，荠菜花30克，生大黄5克，泽泻20克，肉桂2克。

【制法】散剂。上药共研极细末，和匀过筛，贮瓶备用。

【用法】口服。每次服9克，每日服3次，开水冲服。1个月为1疗程。

【功能】温补脾肾、利水消肿。

【主治】肾病综合征。

【附记】引自《名医治验良方》。陈景文方。屡用效佳。

22. 参芪麦地液

【组成】黄芩20克，麦门冬15克，地骨皮20克，车前子15克，柴胡15克，甘草5克，莲子15克，茯苓15克，黄芪50克，党参50克。

【制法】浓缩液。上药加水煎煮3次，滤汁去渣，合并3次滤液，加热浓缩成口服液。每毫升含生药2克。贮瓶备用。

【用法】口服。每次服20毫升，每日服3次。1个月为1疗程。

【功能】益气健脾、滋阴清热。

【主治】肾病综合征无水肿期。

【加减】咽干咽痛者，减党参、黄芪为15～20克，加金银花50克，连翘20克，白花蛇舌草50克；浮肿者，去甘草，加益母草30克，白茅根50克，冬瓜皮50克；腰膝酸软者，加杜仲20克，山萸肉15克，女贞子20克，旱莲草50克；尿红细胞多者，加萹蓄20克，瞿麦20克，蒲公英50克，紫花地丁30克。

【附记】引自《名医治验良方》。王铁良方。临床治疗86例，全部缓解30例，基本缓解22例，部分缓解15例，无变化19例。治疗后血浆蛋白（总蛋白、白蛋白）明显上升，血胆固醇、尿素氮下降，免疫功能得到提高。

23. 三棱莪术片

【组成】三棱10克，莪术10克，檀香5克，片姜黄9克，瓦楞子 15 克，王不留行 9 克，玄明粉 9 克，白芥子 9 克，黄药子 3 克，丹参 9 克，白术 9 克。

【制法】片剂。上药共研成细末，和匀，按湿法制成颗粒，干燥，整粒，压制成片，每片重 0.45 克，贮瓶备用。

【用法】口服。每次服 3～6 片，每日服 3 次，温开水送服。连服 2～3 个月为 1 疗程，一般用 2～3 疗程。

【功能】软坚散结、活血化瘀。

【主治】难治性肾病。

【附记】引自胡熙明《中国中医秘方大全》。吴康衡方。治疗 15 例小儿难治性肾病［经激素治疗 12 周以上，尿蛋白仍在（＋＋）以上者］，完全缓解 7 例，部分缓解 5 例，无效 3 例。总有效率达 80％。本方对肝肾功能不全者禁用。

24. 豁痰化瘀液

【组成】生黄芪 60 克，白术 15 克，女贞子 30 克，党参 20 克，沙苑子 30 克，菟丝子 30 克，丹参 30 克，石菖蒲 10 克，茯苓 15 克，川芎 15 克，地龙 15 克，僵蚕 15 克。

【制法】浓缩液。上药加水煎煮 3 次，滤液去渣，合并 3 次滤液，加热浓缩成口服液。每毫升含生药 2 克。贮瓶备用。

【用法】口服。每次服 20 毫升，每日服 3 次。1 个月为 1 疗程。

【功能】补脾益肾、利湿豁痰、活血化瘀。

【主治】难治性肾病综合征。

【加减】水肿者，加泽泻 15 克，猪苓 15 克；血尿者，加白茅根 30 克，小蓟 30 克；尿糖者，加生地黄 30 克，玄参 20 克，天花粉 30 克；蛋白尿者，加石韦 30 克，荷叶 20 克，重用黄芪；肺感染者，加鱼腥草 30 克，黄芩 20 克；易感冒者，加白芍药

30克，防风15克；四肢不温者，加附子6克，干姜5克。

【附记】引自《集验百病良方》。魏小萌方。屡用效佳。

25. 肾病散

【组成】①党参9克，黄芪12克，猪苓9克，茯苓9克，白术9克，泽泻9克，陈皮4.5克，大腹皮9克，生姜皮3克。②仙灵脾9克，巴戟天9克，炒党参9克，黄芪12克，山药9克，白术9克，茯苓9克，泽泻9克。③生地黄9克，熟地黄9克，女贞子9克，山药9克，山萸肉9克，泽泻9克，炒知母9克，炒黄柏9克。

【制法】散剂。上列3方，各共研极细末，和匀，贮瓶备用。

【用法】口服。随症选方，每次服6～9克，每日服3次，开水冲服。1个月为1疗程。

【功能】①益气健脾、利水消肿。②温阳益气、健脾化湿。③滋补肝肾、滋阴清热。

【主治】小儿肾病综合征（脾虚湿泛型用方①，脾肾阳虚型用方②，肝肾阴虚型用方③）。

【附记】引自《名医治验良方》。邱云峰方。临床治疗150例，完全缓解134例，部分缓解13例，无效3例，总有效率达98%。

26. 温阳利水丸

【组成】①白术9克，桂枝4.5克，猪苓9克，泽泻9克，茯苓9克，党参9克，黄芪12克，丹参15克，益母草30克。②白芍药9克，白术9克，茯苓9克，干姜3克，附子9克，杜仲9克，黄芪12克，丹参15克，益母草30克。

【制法】水丸。上列两方，各共研细末，和匀过 80～100 目筛，水泛为丸，如绿豆大，晒干，贮瓶备用。

【用法】口服。每次服 6 克，每日服 3 次，温开水送服或化服。

【功能】温补脾肾、利水消肿。

【主治】单纯型或肾炎型肾病（偏脾虚型用方①，偏肾阳虚型用方②）。

【加减】应用激素出现阴虚阳亢症者，加知柏地黄丸（汤）。

【附记】引自《集验中成药》。贺显庭方。治疗小儿肾病 13 例，显效 10 例（其中单纯型肾病 8 例，肾炎型肾病 2 例），有效 1 例，无效 2 例。对其中 10 例进行 1～4 年随访，有 2 例复发。

27. 地芪胶囊

【组成】黄芪 15 克，白术 12 克，茯苓 20 克，制首乌 15 克，生地黄 12 克，熟地黄 12 克，玉竹 12 克，菟丝子 12 克，泽泻 12 克，车前草 12 克，银花藤 12 克，白茅根 15 克，桑椹子 12 克，太子参 12 克，紫河车 15 克。

【制法】胶囊。上药除太子参、紫河车外，余药加水煎煮 3 次，合并 3 次滤液，加热浓缩成稠膏，再加太子参、紫河车共研细末，与稠膏混合均匀，低温干燥，研为细末，和匀，装入胶囊，每粒 0.35 克。分装备用。

【用法】口服。每次服 4～8 粒，每日服 2～3 次，温开水送服。

【功能】益气滋阴。

【主治】慢性肾病（慢性肾炎，肾病综合征）蛋白尿（气阴两虚型）。症见全身衰弱，腰酸气短，面色㿠白，疲惫乏力，纳谷不馨，口干，咽干，手足心热，或有轻度浮肿，舌偏红有齿印，苔薄白，脉虚数。

【附记】引自《临床验方集》。程爵棠师传秘方。多年应用，效果甚佳。

28. 健肾散

【组成】黄芪30克，党参30克，淮山药30克，枸杞子30克，山萸肉15克，淫羊藿15克，白花蛇舌草30克，半枝莲30克，泽泻30克，苡米根30克，黄柏9克，益母草30克，红花6克，炙甘草9克，干蟾6克。

【制法】散剂。上药共研极细末，和匀过筛，贮瓶备用。

【用法】口服。每次服10克，每日服3次，开水冲服。1个月为1疗程。

【功能】调补脾肾、清利湿热。

【主治】肾病综合征（脾肾两虚，下焦湿热型）。

【加减】临床应用，可据情适当增减剂量及其药味，但其中黄芪、山萸肉、白花蛇舌草、苡米根、益母草等药必不可少，否则影响疗效。如用鲜苡米根疗效更好。

【附记】引自《名医治验良方》。万文谟方。屡用效佳。本方用于慢性肾炎等疾患，效果亦佳。本方还有抗炎，增强免疫，改善肾小球功能等作用。

29. 石芪丹

【组成】黄芪15克，党参12克，炒白术12克，山药15克，茯苓15克，石韦15克，桑寄生12克，丹参12克，益母草30克。

【制法】散剂。上药共研极细末，和匀过筛，贮瓶备用。

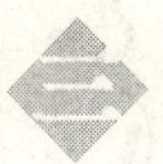

【用法】口服。每次服 9 克，每日服 3 次，开水冲服。1 个月为 1 疗程。

【功能】健脾益肾、利湿活血。

【主治】肾病综合征，肾炎蛋白尿（脾肾两虚，瘀湿交阻型）。症见面色㿠白，少气懒言，精神疲惫，腰痛而重，头昏不适，食纳欠佳，大便通调，下肢轻度浮肿，苔薄腻，舌质略紫，脉细涩。

【附记】引自《集验中成药》。周宁方。屡用效佳。

30. 麻益口服液

【组成】麻黄 3 克，连翘 12 克，苏叶 12 克，浮萍 12 克，银花 15 克，蝉衣 15 克，赤小豆 30 克，车前草 15 克，益母草 30 克，白花蛇舌草 30 克。

【制法】浓缩液。上药加水煎煮 3 次，滤汁去渣，合并 3 次滤液，加热浓缩成口服液。每毫升含生药 2 克。贮瓶备用。

【用法】口服。每次服 20 毫升，每日服 2～3 次。半个月为 1 疗程。

【功能】疏风宣肺、清热利水。

【主治】蛋白尿（风热犯肺，肺失宣降型）。症见发热微恶寒，咽喉热痛，颜面或双眼睑浮肿，食欲不振，全身不适，舌质偏红苔薄黄，脉数。

【附记】引自《集验中成药》。龚艰奋方。屡用效佳。

31. 黑大豆丸

【组成】黑大豆 120 克，山药 60 克，黄芪 60 克，苍术 60 克。

【制法】蜜丸。上药共研细末，和匀，炼蜜为丸，如梧桐子大，贮瓶备用。

【用法】口服。每次服10克，每日早、晚各服1次，开水吞服。

【功能】益脾肾、固肾精。

【主治】肾病蛋白尿。

【附记】引自《名医治验良方》。姜春华方。屡用效佳。本方最妙在黑大豆一味主药，谢利垣氏曰："此物色黑属水，为肾之壳，入肾之功最多。"黑大豆色黑入肾，质多蛋白，能补充因蛋白尿而丢失的蛋白尿，且又滋水补肾，固涩肾精；黄芪、山药、苍术同用，能升益脾气，分清利浊，使脾气散精，遵循常度，不致漏泄下渗。故用之临床，多能见效。

32. 济肾散

【组成】①熟地黄20克，白芍药15克，龟板30克，地肤子15克，牛膝15克，枸杞子15克，女贞子15克，菟丝子12克，益母草20克，土茯苓12克，猪苓12克，茯苓20克，泽泻12克。②党参15克，麦门冬15克，威灵仙12克，地肤子15克，巴戟天12克，淫羊藿15克，山茱萸15克，山药15克，生黄芪30克，焦白术15克，猪苓12克，茯苓20克，泽泻12克。

【制法】散剂。上列2方，各共研极细末，和匀，贮瓶备用。

【用法】口服。每次服10克，每日服3次，开水冲服。上2方即先服方①3天，再服方②3天，回服方①3天。共9天为1疗程。或依上法，每日1剂，水煎服。

【功能】补肾滋阴、清热利湿、健脾益气。

【主治】原发性肾病综合征。

【附记】引自《集验中成药》。靳耀生方。屡用效佳，总有效率可达94%以上。

33. 益肾丸

【组成】①熟附片10克，桂枝10克，仙灵脾12克，巴戟天10克，潞党参12克，炙黄芪15克，焦白术10克，茯苓12克，山萸肉10克，泽泻9克。②地黄12克，怀山药12克，山萸肉9克，枸杞子12克，丹皮6克，菟丝子12克，牛膝15克，川续断15克，麦门冬10克，陈皮5克。

【制法】水丸。上列2方，各共研细末，和匀过80～100目筛，水泛为丸，如梧桐子大，晒干，贮瓶备用。

【用法】口服。每次服10克，每日服2～3次，温开水送服。1个月为1疗程。

【功能】①温肾健脾。②滋阴益肾。

【主治】肾病综合征（阳虚型用方①，阴虚型用方②）。

【加减】水肿明显者，加猪苓10克，大腹皮15克，冬瓜皮15克，生苡仁15克，陈葫芦10克，车前子15克；夹瘀血证者，加丹参15克，桃仁12克，红花10克，川芎9克，当归12克，益母草15克；兼湿热者，加知母9克，黄柏12克，山栀12克，龙胆草15克；有继发感染时，改用清热解表或清热解毒方剂。

并配合西药强的松30～50mg/日（儿童1～2mg/kg/日），4～6周后减为20～30mg/日，以后每周减5mg，逐渐停药；并配合免疫抑制剂绝大多数病例采用磷酰胺0.2g/次，间日静注（儿童3mg/kg/次）疗程3个月。

【附记】引自《集验中成药》。朱辟疆方。屡用效佳。待基本缓解或稳定后，改服补肾活血丸，以巩固疗效。

34. 补肾活血丸

【组成】制首乌12克，山萸肉12克，枸杞子12克，菟丝子12克，黄芪12克，炒杜仲12克，红参10克，焦白术10克，熟地黄10克，女贞子10克，绿豆衣10克，当归9克，川芎9克，桃仁9克，红花5克，陈皮5克，砂仁3克。

【制法】蜜丸。上药共研细末，和匀过80～100目筛，炼蜜为丸，如梧桐子大，贮瓶备用。

【用法】口服。每次服10克，每日早、晚空腹各服1次，温开水送服。

【功能】补肾活血。

【主治】肾病综合征恢复期（巩固阶段）。

【附记】引自《集验中成药》。朱辟疆方。用上方益肾丸治疗60例中，治疗阶段结束时，完全缓解42例，基本缓解18例。巩固治疗结束，完全缓解56例，基本缓解4例。

35. 八味金山丸

【组成】山萸肉15克，山药15克，金樱子15克，芡实10克，枸杞子15克，陈皮10克，益母草10克，覆盆子15克。

【制法】水丸。上药共研细末，和匀过80～100目筛，水泛为丸，如梧桐子大，晒干，贮瓶备用。

【用法】口服。每次服9克，每日服2次，温开水送服。

【功能】健脾补肾、调气和血、消尿蛋白。

【主治】肾病综合征，慢性肾炎尿蛋白多者。

【附记】引自《名医治验良方》。李连达方。屡用效佳。

36. 复肾散

【组成】 广狗肾两具，海马50克，鹿肾一对，土茯苓200克，淡菜100克，鹿角菜50克，鲍鱼50克，头发菜50克，砂仁50克，杜仲炭50克，杞果100克，冬虫夏草50克，酒生地50克。

【制法】 散剂。上药共研为细末，和匀，贮瓶备用。

【用法】 口服。每次服10克，每日服3次，以淡盐汤送下。

【功能】 补阴培阳。

【主治】 肾功能不全（阴阳俱虚型）。

【附记】 引自李文亮《千家妙方》。任继学方。多年应用，疗效比较满意。

37. 健脾益肾膏

【组成】 党参200克，黄芪200克，白术150克，茯苓150克，山药150克，黄精150克，泽泻100克，防己150克，生地黄150克，熟地黄150克，山茱萸100克，猪苓150克，龟板胶200克。

【制法】 膏滋。上药除龟板胶外，余药加水煎煮3次，滤汁去渣，合并3次滤液，加热浓缩成清膏，再将龟板胶加适量黄酒浸泡后隔水炖烊，冲入清膏和匀，然后加蜂蜜300克收膏即成。贮瓶备用。

【用法】 口服。每次服15～30克，每日服2次，开水调服。

【功能】 健脾益肾。

【主治】 肾病综合征（脾肾两亏型）。多表现为反复的全身浮肿，压之有明显的凹陷，面色㿠白，形寒肢冷，胃口不好，大便溏薄，腰酸腿软等症。

【加减】如形寒肢冷明显者，去生地黄、泽泻，加附子 60 克，肉桂 30 克，鹿角胶 100 克；如水肿伴有明显的肌肤胀满者，加大腹皮 150 克，槟榔 100 克；如大便溏薄者，加薏苡仁 300 克，莲子 100 克，芡实 100 克，扁豆 150 克；如血清蛋白较低时，加阿胶 100 克，鳖甲胶 100 克。

【附记】引自汪文娟《中医膏方指南》。屡用效佳。

38. 滋阴清利膏

【组成】生地黄 150 克，熟地黄 150 克，山药 200 克，女贞子 200 克，旱莲草 300 克，知母 100 克，黄柏 60 克，茯苓 200 克，猪苓 150 克，泽泻 100 克，牡丹皮 100 克，滑石 150 克，龟板胶 150 克。

【制法】膏滋。上药除龟板胶外，余药加水煎煮 3 次，滤汁去渣，合并 3 次滤液，加热浓缩成清膏，再将龟板胶加黄酒适量浸泡后隔水炖烊，冲入清膏和匀，然后加蜂蜜 300 克收膏即成。贮瓶备用。

【用法】口服。每次服 15～30 克，每日服 2 次，开水调服。

【功能】滋阴、清热、利湿。

【主治】肾病综合征（阴虚湿热型）。多表现为肢体水肿，怕热，汗出，小便短赤，大便干等症。

【加减】如烦热汗出明显者，加川牛膝 150 克，青蒿 100 克，地骨皮 150 克；如小便短赤者，加石韦 150 克，车前子 300 克。

【附记】引自汪文娟《中医膏方指南》。屡用效佳。

39. 活血利水膏

【组成】丹参 150 克，川芎 100 克，泽兰 60 克，红花 60 克，桃仁100克，赤芍药150克，益母草300克，防己150克，川牛膝150克，五加皮150克，郁金60克，黄芪150克。

【制法】膏滋。上药加水煎煮3次，滤汁去渣，合并3次滤液，加热浓缩成清膏，再加蜂蜜300克收膏即成。贮瓶备用。

【用法】口服。每次服15～30克，每日服2次，开水调服。

【功能】活血利水。

【主治】肾病综合征（瘀水交阻型）。多表现为面色黧黑，唇舌青紫，尿少浮肿等症。

【加减】如血尿不止者，加蒲黄炭100克，地榆炭100克，三七粉50克；如是低蛋白血证者，加龟板胶100克，鹿角胶100克（均炖烊）。

【附记】引自汪文娟《中医膏方指南》。屡用效佳。同时应注意宜忌食辛辣食物及烟酒之类。水肿明显者，应吃无盐饮食；肿胀减轻后，可改为低盐饮食。每天适量进食蛋白质，如牛奶等，以补充体内流失；但不能大量进食蛋白质类食物，否则会加重肾脏负担，甚至加重病情。

40. 化瘀通络散

【组成】水蛭3克，大黄2克，丹参10克，山萸肉10克，党参10克，黄芪10克，土茯苓15克，白茅根15克，甘草5克。

【制法】散剂。上药共研极细末，和匀，贮瓶备用。

【用法】口服。每次服6～9克，每日服2～3次，开水冲服。

【功能】活血化瘀、固肾益脾。

【主治】小儿肾病综合征。

【附记】引自《集验中成药》。金钟大方。屡用效佳。

41. 四藤化瘀丸

【组成】 当归15克，大黄12克，川芎15克，鸡血藤30克，青风藤20克，雷公藤20克，丹参15克，茯苓20克，泽泻20克，忍冬藤20克。

【制法】 水丸。上药共研细末，和匀过80～100目筛，水泛为丸，如梧桐子大，晒干，贮瓶备用。

【用法】 口服。每次服9克，每日服2～3次，温开水送服。1个月为1疗程。

【功能】 活血化瘀、祛瘀生新。

【主治】 肾病综合征。

【加减】 伴水肿者，加猪苓20克，白术15克；气虚者，加太子参20克，黄芪30克。

【附记】 引自《集验中成药》。刘松林方。屡用效佳。缓解率可达90%以上。

42. 固肾丹

【组成】 黄芪30克，山药30克，黄精30克，覆盆子20克，益智仁20克，金樱子20克，芡实20克，赤石脂20克，莲米20克，乌药20克，蒲公英25克，土茯苓25克，石韦25克，大腹皮25克，茯苓25克，赤芍药20克，丹参20克。

【制法】 散剂。上药共研极细末，和匀，贮瓶备用。

【用法】 口服。每次服9克，每日服3次，开水冲服。3个月为1疗程。

【功能】 益气固肾、清热解毒、化瘀通络。

【主治】 原发性肾病综合征。

【加减】 血压升高者，加夏枯草 30 克，钩藤 30 克；血尿者，加白茅根 30 克，白及 20 克；肌酐升高者，加大黄 12 克，牡蛎 30 克。同时在服药时，加服发酵虫草菌粉 1 克，每日早、晚各服 1 次。

【附记】 引自《集验中成药》。高志扬方。屡用效佳。

43. 活血膏

【组成】 黄芪 300 克，党参 300 克，当归 150 克，川芎 150 克，丹参 150 克，红花 120 克，茯苓 150 克，泽泻 120 克，牛膝 120 克，水蛭 30 克，地龙 100 克，甘草 50 克。

【制法】 膏滋。上药除地龙、水蛭外，余药加水煎煮 3 次，滤汁去渣，合并 3 次滤液，加热浓缩成清膏，再将水蛭、地龙研为细末，并加蜂蜜 300 克和匀收膏即成。贮瓶备用。

【用法】 口服。每次服 15～30 克，每日服 2 次，开水调服。2 个月为 1 疗程。

【功能】 益气健脾、活血化瘀。

【主治】 肾病综合征。

【加减】 水肿甚者，加陈皮 120 克，车前子 120 克；阳虚者，加官桂 120 克，制附子 100 克；呕吐或恶心者，加制半夏 100 克，淡干姜 50 克。

【附记】 引自《临床验方集》。笔者师传秘方。坚持服用，每获良效。

四、肾盂肾炎

肾盂肾炎，根据临床表现，一般可分为急性和慢性两大类。急性肾盂肾炎，是病原体侵犯肾盂和肾间质而引起的急性炎症，多属中医“热淋”、“腰痛”范畴。可发于各年龄组，尤以育龄妇女最为多见。慢性肾盂肾炎，是指细菌感染引起肾盂肾盏和肾间质的慢性炎症，多属中医“劳淋”、“腰痛”、“虚损”范畴。急性易治，慢性难疗。

病　因

本病之作，与肾与膀胱有关。肾虚膀胱湿热是致病之主因；或由多食辛辣（热）肥甘之品；或嗜酒太过，融成湿热，下注膀胱；或因下阴不洁，秽浊之邪侵入膀胱而呈湿热之证，湿热既成，则阻滞气机，下窍不利所致。急性热淋久治不愈，而转化成慢性（劳淋）；或素体虚弱，湿热留恋，邪气内伏，久则伤肾所致。若湿热久稽，则耗伤津液，损伤正气等而形成正虚邪实之候。或引起种种变症之发生。

症　状

急性肾盂肾炎，起病急骤，多表现有高热，寒战，全身酸痛，食欲不振，恶心，呕吐，腹胀腹泻，腰痛，尿频、尿急、尿痛，肾区有压痛和叩击痛等症状。而慢性临床表现，可有急性肾盂肾炎史，但多数症状隐匿，表现不一。较典型者呈反复发作型，有尿急、尿频、尿痛等尿路刺激症，腰痛、低热或中度发热，有的仅长期不规则低热，易疲乏，轻度食欲不振，或仅以血尿、高血压为主，或仅有菌尿症而无其他症状。至晚期有肾小管功能减退、酸中毒、尿毒症等。

治疗方药

1. 五白膏

【组成】白僵蚕90克，白果仁50克，白茅根300克，白术90克，桑白皮90克，地肤子150克，当归150克，黄芪300克，熟地黄120克，阿胶90克，肉桂50克。

【制法】膏滋。上药除肉桂、阿胶外，余药加水煎煮3次，滤汁去渣，合并3次滤液，加热浓缩成清膏，再将肉桂研为细末兑入和匀，阿胶加黄酒适量浸泡后隔水炖烊兑入清膏和匀；然后加蜂蜜300克收膏即成。贮瓶备用。

【用法】口服。每次服15～30克，每日服3次，开水调服。1个月为1疗程。

【功能】温肾健脾、利水消肿、填精养血。

【主治】慢性肾盂肾炎。

【附记】引自《临床验方集》。坚持服用，效果甚佳。本方亦可用方中各十分之一量为汤剂，每日1剂，水煎服。《足底疗法治百病》用本方共研细末，备用。每取30克，以食醋适量调和成膏状，外敷于两足心涌泉穴和肚脐上。上盖敷料，胶布固定。每日换药1次。验之临床，效果亦佳。

2. 苦参胶囊

【组成】苦参适量。

【制法】胶囊。上药共研细末，装入胶囊。每粒0.5克，分装备用。

【用法】口服。每次服4～6粒，每日服3次，温开水送服。连服15天。

【功能】清热利湿杀虫。

【主治】滴虫性肾盂肾炎。

【附记】引自程爵棠《民间秘方治百病》。屡用效佳。

3. 通淋口服液（一）

【组成】白花蛇舌草24克，大青叶24克，海金沙15克，瞿麦9克，萹蓄9克。

【制法】浓缩液。上药加水煎煮3次，滤汁去渣，合并3次滤液，加热浓缩成口服液。每毫升含生药2克。贮瓶备用。

【用法】口服。每次服20毫升，每日服2次。15天为1疗程。

【功能】清利湿热。

【主治】肾盂肾炎。

【加减】脾虚湿热郁结者，加茯苓15克，淮山药15克，莲肉15克，淡竹叶10克，黄柏9克，木通6克；肾阴不足湿热留恋者，加生地黄15克，女贞子20克，桑寄生20克。

【附记】引自《名医治验良方》。杜锦海方。屡用效佳。

4. 七星通淋冲剂

【组成】七星凤尾4000克，水灯心3000克，瞿麦3000克，车前草5000克，白茅根10000克，仙鹤草5000克，蒲公英10000克，白糖细粉适量。

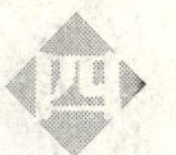

【制法】冲剂。上药加水煎煮3次，滤汁去渣，合并3次滤液，加热浓缩成浓糖浆状，量体积，加乙醇使含醇量为50%，搅匀，密闭放置一夜过滤，滤液回收乙醇，于水浴上浓缩成稠膏状，称量。再取稠膏4倍量的糖粉，将稠膏徐徐加入其中，边加边揉搓，加完后再酌情添加适量糖粉，搅匀，制成松散软材，过8目筛，制成颗粒，于60℃左右烘干。称量。分装成960包，每包含生药39克。塑料袋装，封口贮存，备用。

【用法】口服。每次服1包，每日服3次，用开水冲化服。

【功能】清热化湿。

【主治】急性肾盂肾炎（热重湿轻型）。症见尿黄少，心烦，尿淋不尽，尽急、尿频、尿痛或血尿、腰痛等症。

【附记】引自曹春林《中药制剂汇编》。屡用效佳。

5. 石韦片

【组成】石韦适量。

【制法】片剂。将有柄石韦晒干，粉碎，置于非金属（或不锈钢）容器内，加8倍量水，煮沸2小时，共煮2次，合并煎液，过滤后静置4～8小时。取澄清液，减压浓缩至稀膏状，冷却备用。每毫升含生药2克，取干淀粉425克放入搅拌器内，加入稀浸膏250克拌匀，过20目筛制粒，干燥加入3%滑石粉和匀压片。压成1000片，每片含生药0.5克。贮瓶备用。

【用法】口服。每次服2～3片，每日服3次，温开水送服。

【功能】消炎利尿、清利湿热。

【主治】急、慢性肾炎，肾盂肾炎。

【附记】引自《全国中草药汇编》（上册）。屡用有效。

6. 芩草片

【组成】刺黄芩4500克，黄芩粉2952克，甘草粉1152克。

【制法】片剂。先将刺黄芩加水煎煮3次，滤汁去渣，合并3次滤液，加热浓缩成浓糖浆状，加入乙醇使含醇量为50%，搅匀密闭放置一夜过滤，回收乙醇，于水浴上浓缩至约5000毫升，与黄芩、甘草细粉混合均匀，制成颗粒，于60℃～70℃烘干压片，压成12000片，每片含生药3克，贮瓶备用。

【用法】口服。每次服4～6片，每4小时服1次，温开水送服。

【功能】消炎杀菌、清热解毒。

【主治】用于金黄色葡萄球菌、链球菌、痢疾杆菌等引起的疾患，如化脓性炎症、疖肿、肺炎、肾盂肾炎、肠炎、上呼吸道感染等。

【附记】引自曹春林《中药制剂汇编》。屡用有效。

7. 五草片

【组成】蒲公英300克，凤尾草500克，车前草500克，鱼腥草500克，白花蛇舌草300克，淀粉适量，硬脂酸镁适量，滑石粉适量。

【制法】片剂。先将鱼腥草、白花蛇舌草研为细粉，过100目筛，头子留下。再将其余三味和上二味药头子合并并加适量水煎煮2次，每次煮1～2小时，过滤，合并2次滤液，加热浓缩成稠膏状。然后称取上2味药细粉与淀粉混合均匀，取稠膏加75%乙醇适量润化，加入药粉混合均匀，制粒，干燥，加入润滑剂（硬脂酸镁、滑石粉）混匀压片，一料压成1000片，每片含生药 2.1 克。贮瓶备用。

【用法】口服。每次服 5～8 片，每日服 3 次，温开水送服。

【功能】清热解毒、消炎利尿。

【主治】肾盂肾炎，膀胱炎，泌尿系感染等。

【附记】引自曹春林《中药制剂汇编》。屡用效佳。

8. 四子通淋液

【组成】土茯苓 30 克，栀子 15 克，萹蓄 20 克，车前子 20 克，女贞子 15 克，墨旱莲 15 克，甘草 6 克，瞿麦 20 克，萆薢 10 克。

【制法】浓缩液。上药加水煎煮 3 次，滤汁去渣，合并 3 次滤液，加热浓缩成口服液。每毫升含生药 2 克。贮瓶备用。

【用法】口服。每次服 20 毫升，每日服 2 次。

【功能】清热解毒、利水通淋。

【主治】肾盂肾炎（湿热型）。

【附记】引自程爵棠《单方验方治百病》。屡用效佳。

9. 蒲丁口服液

【组成】蒲公英 15 克，紫花地丁 15 克，石韦 15 克，车前草 15 克，萹蓄 30 克，瞿麦 30 克，白茅根 30 克，刘寄奴 18 克，山楂 30 克，大黄 6 克（后入）。

【制法】浓缩液。上药加水煎煮 3 次，滤汁去渣，合并 3 次滤液，加热浓缩成口服液。每毫升含生药 2 克。贮瓶备用。

【用法】口服。每次服 20 毫升，每日服 2 次。10 日为 1 疗程。

【功能】清热解毒、利尿通淋。

【主治】急性肾盂肾炎（膀胱湿热，热毒炽盛型）。症见尿频数急迫而刺痛，高热，或有腰痛，尿点滴而下，并有烧灼样感，尿色黄赤，小便坠胀，大便干燥，舌尖红，苔薄黄稍腻，脉数。

【附记】引自《集验百病良方》。陈克忠方。屡用效佳。

10. 琥芪散

【组成】生地黄 24 克，黄芪 20 克，山药 15 克，山萸肉 10 克，炙升麻 3 克，桔梗 6 克，大贝母 9 克，车前子 12 克，瞿麦 12 克，萹蓄 12 克，琥珀末 6 克，甘草梢 6 克。

【制法】散剂。上药共研极细末，和匀过筛，贮瓶备用。

【用法】口服。每次服 9 克，每日服 2～3 次，开水冲服。1 个月为 1 疗程。

【功能】补脾滋肾、佐以清利。

【主治】慢性肾盂肾炎（脾肾两虚，湿热未清型）。病程较长，缠绵难愈，遇劳加重或诱发。尿液赤涩不甚，尿道有热感，溺痛不著，腰痛缠绵，五心烦热，纳食减，舌质偏红，苔薄，脉沉细。

【附记】引自《集验中成药》。汤淑良方。屡用效佳。

11. 二子琥珀散

【组成】车前子 9 克，牛膝 9 克，琥珀 6 克，甘草梢 3 克，白茅根 12 克，小蓟 12 克，藕节 12 克，桑寄生 15 克，生地黄 9 克，丹皮 9 克，山药 12 克，茯苓 12 克，泽泻 9 克，菟丝子 12 克。

【制法】散剂。上药共研极细末，和匀过筛，贮瓶备用。

【用法】口服。每次服 9 克，每日服 3 次，开水冲服。

【功能】清利湿热、兼滋肾阴。

【主治】慢性肾盂肾炎急性发作期（肾阴虚，湿热侵袭型）。症见腰痛剧烈，小腹胀痛，尿频数急痛，尿色红，五心烦热，舌质红，苔黄腻，脉细数。

【附记】引自《名医治验良方》。李斯炽方。

12. 温肾利湿丸

【组成】淫羊藿 15 克，桑寄生 20 克，白术 10 克，丹参 20 克，金钱草 30 克，硝石 6 克，全蝎 3 克，蜈蚣 10 克，益母草 20 克，当归 12 克，熟大黄 9 克，赤芍药 20 克。

【制法】水丸。上药共研细末，和匀过 80～100 目筛，水泛为丸，如梧桐子大，晒干，贮瓶备用。

【用法】口服。每次服 9 克，每日服 3 次，温开水送服。半个月为 1 疗程。

【功能】温补脾肾、活血通络、清利湿热。

【主治】老年性慢性肾盂肾炎（脾肾两虚型）。

【附记】引自程爵棠《单方验方治百病》。屡用效佳。本方原为汤剂，为方便患者服用，今改为丸剂。验之临床，效果亦佳。

13. 清热通淋液

【组成】金银花 30 克，蒲公英 30 克，紫花地丁 30 克，萹蓄 15 克，甘草梢 15 克，瞿麦 12 克，滑石 12 克，车前草 12 克，栀子 10 克，大黄 6 克（后入），木通 6 克。

【制法】浓缩液。上药加水煎煮 3 次，滤汁去渣，合并 3 次滤液，加热浓缩成口服液。每毫升含生药 2 克。贮瓶备用。

【用法】口服。每次服 20 毫升，每日服 3 次。10 天为 1

疗程。

【功能】清热解毒、利水通淋。

【主治】急性肾盂肾炎。

【附记】引自程爵棠《单方验方治百病》。屡用效佳。

14. 菖蛇散

【组成】萆薢15克，石菖蒲15克，黄柏15克，白花蛇舌草30克，石韦15克，土贝母10克，马勃5克，怀牛膝10克，全蝎5克。

【制法】散剂。上药共研极细末，和匀过筛，贮瓶备用。

【用法】口服。每次服9克，每日服2～3次，开水冲服。10天为1疗程。

【功能】清热利湿、通淋化浊。

【主治】肾盂肾炎。

【附记】引自《集验中成药》。屡用屡验。

15. 虎苓口服液

【组成】土茯苓30克，虎杖30克，白鲜皮30克，萆薢18克，乌药18克，牛膝15克，猪苓10克，木通10克，甘草梢9克，益智仁8克，白檀香6克，救必应30克。

【制法】浓缩液。上药加水煎煮3次，滤汁去渣，合并3次滤液，加热浓缩成口服液。每毫升含生药2克。贮瓶备用。

【用法】口服。每次服20毫升，每日服2次。半个月为1疗程。

【功能】清热解毒利湿。

【主治】急性肾盂肾炎（膀胱湿热，湿热并重型）。症见小便急、频、痛，尿后有残尿感，口苦口黏，周身酸重，腰痛拒按，可有发热恶寒，尿急浑黄，大便不爽，舌苔黄腻，脉滑数。

【附记】引自《集验百病良方》。潘文昭方。屡用效佳。

16. 双苓银翘散

【组成】金银花15克，连翘15克，山药10克，石斛10克，生地黄10克，茯苓10克，土茯苓30克，泽泻10克，熟地黄10克，淡竹叶10克，车前子30克，丹皮15克。

【制法】散剂。上药共研极细末，和匀过筛，贮瓶备用。

【用法】口服。每次服9～15克，每日服3次，开水冲服。10天为1疗程。

【功能】清利通淋、兼补脾肾。

【主治】慢性肾盂肾炎急性发作期（脾肾两虚，湿热侵袭型）。症见尿频、尿急、尿痛，尿色红赤，腰痛剧烈，纳少腹胀，平素腰膝酸软，全身乏力，舌质偏红，苔薄黄腻，脉沉细数。

【附记】引自《名医治验良方》。屡用效佳。

17. 芪升丹

【组成】党参15克，黄芪15克，升麻5克，苍术5克，黄连5克，柴胡10克，陈皮10克，枳壳10克，补骨脂10克，草果仁10克。

【制法】水丸。上药共研细末，和匀过80～100目筛，水泛为丸，如梧桐子大，晒干，贮瓶备用。

【用法】口服。每次服9克，每日服2～3次，温开水送服。半个月为1疗程。

【功能】补脾温肾、行滞化浊。

【主治】慢性肾盂肾炎（脾肾两虚，气滞邪恋型）。症见面色㿠白少华，尿频淋漓不断，尿道有轻度灼痛，腰痛腿软，小腹坠胀，全身乏力，纳呆，恶心，畏冷，大便稀，舌淡嫩尖红，苔白腻，脉细数。

【附记】引自《集验中成药》。石志超方。屡用效佳。

18. 滋阴益肾液

【组成】生地黄 90 克，金樱根 60 克，沙参 30 克，山药 30 克，丹皮 10 克，泽泻 10 克，忍冬藤 30 克，甘草梢 10 克。

【制法】浓缩液。上药加水煎煮 3 次，滤汁去渣，合并 3 次滤液，加热浓缩成口服液。每毫升含生药 2 克。贮瓶备用。

【用法】口服。每次服 20 毫升，每日服 3 次。半个月为 1 疗程。

【功能】滋阴益肾、凉血止痛、消炎利尿。

【主治】慢性肾盂肾炎。

【附记】引自程爵棠《名医百家集验高效良方》。胡勇方。屡用卓效。胡氏认为：凡肾盂肾炎，其治急性期当以祛邪泄热解毒为主。慢性则宜滋阴益肾为主。急性重在膀胱，慢性则重于肾。治慢性药宜精而重法则标本兼顾而治之，收效颇佳。

19. 尿感散

【组成】车前草 30 克，萹蓄草 30 克，败酱草 25 克，土茯苓 25 克，薏苡仁 15 克，益智仁 10 克，栀子 10 克，甘草梢 3 克。

【制法】散剂。上药共研极细末，和匀过筛，贮瓶备用。

【用法】口服。每次服 9～15 克，每日服 3 次，开水冲服。

【功能】清热解毒、利湿通淋。

【主治】热淋、血淋，适用于急性尿路感染或慢性尿路感染急性发作（尿道炎、膀胱炎、肾盂肾炎）。

【加减】伴恶寒发热者，加柴胡10克，鸭跖草25克；尿痛者，加白茅根30克，小蓟25克；小便混浊者，加萆薢30克，石菖蒲15克。

【附记】引自《名医治验良方》。刘宝厚方。屡用效佳。

20. 栀苓口服液

【组成】焦栀仁10克，茯苓12克，赤芍药12克，当归尾10克，生地黄25克，灯心草6克，前仁10克，赤小豆25克，蒲公英25克，白茅根25克，蒲黄炭10克，甘草梢5克。

【制法】浓缩液。上药加水煎煮3次，滤汁去渣，合并3次滤液，加热浓缩成口服液。每毫升含生药2克。贮瓶备用。

【用法】口服。每次服20毫升，每日服2～3次。10天为1疗程。

【功能】清热凉血、利尿通淋。

【主治】急性肾盂肾炎（膀胱湿热，灼伤血络型）。症见小便频短急，滞涩不利，刺痛难忍如火灼，尿色红赤，甚或有紫暗血块，可有腰痛，小便急满硬痛，舌边尖红，苔薄黄，脉数小滑。

【附记】引自《名医治验良方》。王是明方。屡用效佳。

21. 二草芪苓丸

【组成】黄芪31克，党参24克，麦门冬12克，山药24克，茯苓15克，柴胡24克，黄芩12克，地骨皮12克，车前草31克，葎草31克。

【制法】水丸。上药共研细末，和匀过80～100目筛，水泛

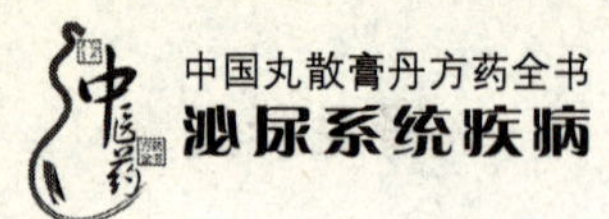

为丸，如梧桐子大，晒干，贮瓶备用。

【用法】口服。每次服9克，每日服2～3次，温开水送服。

【功能】益气养阴、佐以清利。

【主治】慢性肾盂肾炎（气阴两虚，湿热未清型）。症见尿频而涩滞，尿意不尽，痛不明显，腰膝酸软，小腹坠胀，倦怠乏力，少气懒言，心烦，失眠，五心烦热，舌质淡红，苔薄白，脉细。

【附记】引自《集验中成药》。黄星恒方。屡用效佳。

22. 肾盂散

【组成】银花30克，白茅根30克，连翘9克，赤茯苓9克，泽泻9克，黄连9克，石斛9克，萆薢9克，牛膝9克，炒栀子9克，炒黄柏9克，车前子9克，甘草梢3克。

【制法】散剂。上药共研极细末，和匀过筛，贮瓶备用。

【用法】口服。每次服9克，每日服2次，开水冲服。

【功能】清热解毒、凉血养阴、利尿通淋。

【主治】肾盂肾炎。

【附记】引自《集验中成药》。屡用效佳。

23. 地丁膏

【组成】车前草、紫花地丁、萹蓄、瞿麦各300克。

【制法】膏滋。上药加水煎煮3次，滤汁去渣，合并3次滤液，加热浓缩成清膏，再加蜂蜜300克，收膏即成。贮瓶备用。

【用法】口服。每次服15～30克，每日服2次，开水调服。

【功能】清热利湿。

【主治】肾盂肾炎。

【附记】引自《集验中成药》。屡用效佳。

24. 益肾泄浊丸

【组成】川楝子 6 克，当归 9 克，生地黄 20 克，枸杞子 9 克，沙参 9 克，麦门冬 9 克，知母 9 克，黄柏 9 克，肉桂 3 克，萆薢 20 克，金钱草 30 克，白茅根 30 克。

【制法】水丸。上药共研细末，和匀过 80～100 目筛，水泛为丸，如梧桐子大，晒干，贮瓶备用。

【用法】口服。每次服 9 克，每日服 2～3 次，空腹时用温开水送服。

【功能】滋阴益肾、通关泄浊。

【主治】小便频数，小腹坠迫，尿不欲起，午晚尤甚。可用于肾盂肾炎。

【加减】如小便刺痛者，加甘草 9 克，滑石 30 克，海金沙 30 克，去知母、黄柏、肉桂；腰痛肾虚者，热加女贞子 20 克；虚加菟丝子 30 克；纳呆，加鸡内金 9 克，佛手 6 克，麦芽 15 克；尿血，加赤芍药 15 克，丹皮 9 克，小蓟 30 克，旱莲草 15 克，大黄 9 克。

【附记】引自《名医治验良方》。金东辰方。屡用效佳。

25. 通淋口服液（二）

【组成】蒲公英 30 克，紫花地丁 30 克，金钱草 30 克，黄柏 12 克，土茯苓 12 克，薏苡仁 15 克，滑石 20 克，甘草 6 克。

【制法】浓缩液。上药加水煎煮 3 次，滤汁去渣，合并 3 次滤液，加热浓缩成口服液。每毫升含生药 2 克。贮瓶备用。

【用法】口服。每次服 20 毫升，每日服 3 次。

【功能】清热解毒、利水通淋。

【主治】热淋（急性肾盂肾炎或慢性急性发作）。

【加减】如寒热往来者，加柴胡10克，银花20克；排尿灼热者，加栀子15克，泽泻15克；湿重便溏者，加云茯苓15克，苡仁30克。

【附记】引自《名医治验良方》。邓显之方。屡用屡验，奏效颇捷。

26. 知柏滋阴丸

【组成】知母12克，黄柏12克，山药15克，山萸肉15克，泽泻12克，生地黄18克，牡丹皮10克，海金沙15克，五爪龙30克，羊蹄草18克。

【制法】水丸。上药共研细末，和匀过80～100目筛，水泛为丸，如梧桐子大，晒干，贮瓶备用。

【用法】口服。每次服9克，每日服3次，温开水送服。

【功能】滋阴清热、佐以通淋。

【主治】慢性肾盂肾炎（肝肾阴虚，湿热留恋型）。症见尿急，尿痛不明显，尿频而淋沥不尽，尿有热感，尿色红，腰痛绵绵，双膝无力，眩晕耳鸣，健忘，五心烦热，舌质红，苔薄黄，脉细数。

【附记】引自《集验中成药》。刘亦逸方。屡用效佳。

27. 疏肝清利散

【组成】川楝子12克，乳香9克，没药9克，木通9克，车前子12克，萹蓄12克，瞿麦12克，滑石15克，泽泻9克，银花15克，蒲公英12克，大黄6克，甘草6克。

【制法】散剂。上药共研极细末，和匀过筛，贮瓶备用。

【用法】口服。每次服 9 克，每日服 2～3 次，开水冲服。

【功能】疏肝清热、利尿通淋。

【主治】急性肾盂肾炎（肝经郁火下移膀胱型）。症见小便滞涩，淋沥不畅，淋沥难尽而痛，脐腹满闷，甚则胀痛难忍，舌苔薄黄，脉弦。

【附记】引自《名医治验良方》。邢子亨方。屡用效佳。

28. 通淋利湿液

【组成】金银花 50 克，连翘 25 克，石韦 30 克，萆薢 15 克，黄柏 25 克，萹蓄 50 克，白茅根 50 克，西瓜皮 50 克，黄瓜皮 50 克，白蔻仁 10 克，木通 10 克，甘草 10 克。

【制法】浓缩液。上药加水煎煮 2～3 次（以味尽为度），过滤，合并滤液，加热浓缩成口服液。每毫升含生药 2 克。贮瓶备用。

【用法】口服。每次服 20～30 毫升，每日早晚各服 1 次，空腹温服。

【功能】清热解毒、利水通淋。

【主治】急性肾盂肾炎。

【加减】如恶寒发热较重者，加柴胡 15 克，元黄芩 15 克；恶心呕吐较重者，加姜半夏 10 克，苍术 15 克；血尿较重者，加大蓟 25 克，小蓟 25 克，琥珀 2 克；小便混浊较重者，加鱼腥草 15 克，一见喜 15 克；口苦心烦，渴喜冷饮者，加生石膏 50 克，黄连 10 克；腰痛甚者，加杜仲 15 克，牛膝 15 克；大便干结者，加大黄 15 克（研末兑入），当归 15 克；手足心热，头晕心悸者，加生地黄 15 克，丹皮 15 克，山茱萸 15 克；头痛眩晕（血压偏高者），加地龙 15 克，野菊花 30 克；气阴两虚，蛋白尿持续不降者，加党参 20～30 克，生黄芪 30～50 克。

【附记】引自《名医治验良方》。姚尊华方。临床治疗 160 例，治愈 86 例，显效 52 例，无效 22 例。总有效率为 86.25%。

29. 银蒲八正散

【组成】金银花 30 克，蒲公英 30 克，紫花地丁 30 克，萹蓄 15 克，车前子 12 克，瞿麦 12 克，滑石 12 克，栀子 10 克，大黄 6 克，木通 5 克，甘草梢 5 克。

【制法】散剂。上药共研极细末，和匀过筛，贮瓶备用。

【用法】口服。每次服 9 克，每日服 3 次，开水冲服。

【功能】清热解毒、利湿通淋。

【主治】急性肾盂肾炎。

【附记】引自《集验中成药》。韩生江方。治疗 38 例，治愈 36 例，无效 2 例。

30. 二参银翘散

【组成】金银花 10 克，连翘 10 克，玄参 15 克，红藤 15 克，板蓝根 15 克，干芦根 15 克，南沙参 15 克，生山药 15 克，益智仁 10 克，萹蓄 10 克，乌药 10 克，生甘草 10 克。

【制法】散剂。上药共研极细末，和匀过筛，贮瓶备用。

【用法】口服。每次服 9～15 克，每日服 3 次，开水冲服。

【功能】清热利湿、佐以滋阴。

【主治】急性肾盂肾炎（膀胱湿热伤阴型）。症见小便滞涩不畅，频急而痛，小腹坠胀，口干咽燥，渴欲饮水，尿黄赤，腰痛，舌质红，苔薄黄而干，脉细数。

【附记】引自《名医治验良方》。屡用效佳。

31. 新定八正散

【组成】木通 15 克，车前子 20 克，萹蓄 15 克，滑石 20 克，瞿麦 15 克，萆薢 15 克，大蓟 15 克，小蓟 15 克，连翘 20 克，忍冬藤 20 克，黄柏 15 克，金钱草 25 克。

【制法】散剂。上药共研极细末，和匀过筛，贮瓶备用。

【用法】口服。每次服 9～15 克，每日服 2～3 次，开水冲服。

【功能】清热化湿、通淋解毒。

【主治】肾盂肾炎。

【加减】临床应用，可随症稍作加减。

【附记】引自《名医治验良方》。谭家兴方。屡用效佳。

32. 加减八正散

【组成】金银花 30 克，板蓝根 30 克，蒲公英 30 克，木通 10 克，石韦 10 克，瞿麦 10 克，连翘 10 克，滑石 30 克，车前子 10 克，萹蓄 10 克，萆薢 10 克，生甘草 10 克。

【制法】散剂。上药共研极细末，和匀过筛，贮瓶备用。

【用法】口服。每次服 9～15 克，每日服 3 次，开水冲服。

【功能】清热解毒、利尿通淋。

【主治】热淋。症见尿急，尿频，尿痛，小腹窘迫；或发热口渴；或腰痛眼睑浮肿，尿检蛋白尿并见红、白细胞，舌质红，苔白，脉弦或浮数。可用于急性肾盂肾炎、膀胱炎、尿道炎等病症。

【加减】可随症稍作加减。

【附记】引自《集验中成药》。屡用效佳。

33. 金参地丁丸

【组成】紫花地丁30克，黄芪30克，太子参10克，鸡内金25克，云茯苓10克，泽泻9克，炒白术10克，山药10克，车前子30克。

【制法】水丸。上药共研细末，和匀过80～100目筛，水泛为丸，如梧桐子大，晒干，贮瓶备用。

【用法】口服。每次服9克，每日服2～3次，温开水送服。

【功能】清热利湿、佐以健脾。

【主治】慢性肾盂肾炎（脾虚湿热下注型）。症见尿频数，尿急，尿痛，尿色混浊或红赤，腹胀纳少，全身乏力，腰重痛，舌体胖大有齿痕，苔黄腻，脉细濡。

【附记】引自《集验中成药》。方筠卿方。屡用效佳。

34. 蒲金膏

【组成】蒲公英180克，知母180克，生甘草180克，金钱草300克，大蓟1200克，薏苡根1200克，石韦150克，萹蓄150克，马齿苋200克。

【制法】膏滋。上药加水煎煮3次，滤汁去渣，合并3次滤液，加热浓缩成清膏，再加蜂蜜300克收膏即成。贮瓶备用。

【用法】口服。每次服15～30克，每日服2～3次，开水调服。

【功能】清热利湿、凉血通淋。

【主治】急慢性肾盂肾炎。

【加减】临床应用，可随症稍作加减。

【附记】引自《临床验方集》。程爵棠师授秘方。临床验证效佳。

35. 女贞丸

【组成】女贞子、旱莲草、熟地黄、泽泻各30克，石韦15克。

【制法】水丸。上药共研细末，和匀过80～100目筛，水泛为丸，如梧桐子大，晒干，贮瓶备用。

【用法】口服。每次服9克，每日服2～3次，温开水送服。

【功能】滋肾利湿。

【主治】慢性肾盂肾炎（劳淋）。

【附记】引自《集验中成药》。屡用效佳。

36. 地通散

【组成】生地黄18克，木通6克，竹叶3克，连翘9克，萹蓄12克，黄芩9克，车前子12克，琥珀末1.5克，甘草梢6克。

【制法】散剂。上药共研极细末，和匀过筛，贮瓶备用。

【用法】口服。每次服9克，每日服3次，开水冲服。

【功能】清心利尿、通淋止痛。

【主治】急性肾盂肾炎（心热移于膀胱型）。症见尿频，尿急，尿痛，心中烦热，口渴喜饮，或见舌尖生疮，可有腰痛，小便红赤，舌尖红，苔薄黄，脉细数。

【附记】引自《名医治验良方》。孙鲁川方。屡用效佳。

37. 地芍丸

【组成】熟地黄10克，当归10克，川芎10克，赤芍药15克，白芍药15克，小蓟30克，炒蒲黄15克，生蒲黄15克，旱莲草30克。

【制法】水丸。上药共研细末，和匀过80～100目筛，水泛为丸，如梧桐子大，晒干，贮瓶备用。

【用法】口服。每次服9克，每日服3次，温开水送服。

【功能】清热凉血、养血化瘀。

【主治】慢性肾盂肾炎（余热瘀结型）。症见尿频，尿急，尿痛不明显，但尿色暗红或混浊，久久不愈，腰痛绵绵，舌质偏红，舌有瘀斑，脉涩滞。

【附记】引自《集验中成药》。王光大方。本方集“清热，凉血，养血，化瘀，止血溶于一炉，清热而不伤阴，行血不破气，热清瘀化则血归常道，血尿自然消除”。用之临床，每获良效。

38. 血尿散

【组成】金银花30克，蒲公英30克，马勃15克，漏芦15克，大蓟15克，小蓟15克，白术10克，茯苓10克，泽泻10克，红花12克，丹参12克，赤芍药12克，白茅根15克，生甘草8克。

【制法】散剂。上药共研极细末，和匀过筛，贮瓶备用。

【用法】口服。每次服9克，每日服3次，开水冲泡，空腹服。1周为1疗程。

【功能】清热利湿、凉血活血。

【主治】血尿。

【附记】引自《临床验方集》。屡用效佳。总有效率达100%。

五、肾结核

肾结核是结核病之一，绝大多数继发于肺结核，多属中医“肾痨”范畴。

病 因

多因痨虫传于肾脏而致，肾与膀胱相表里，故尿频，尿急，尿痛，湿热久罹，耗伤肾阴；病至后期，伤及脾肾，而致脾肾两虚所致。

症 状

尿频，尿急，尿痛，血尿；或兼有余沥，背难以俯仰；或潮热，盗汗，消瘦；或精神疲惫，纳少便溏，头晕腰酸痛，耳鸣，多梦；或久病不愈，累及膀胱。

治疗方药

1. 益 肾 膏

【组成】生地黄 300 克，熟地黄 300 克，炒白芍 300 克，肉苁蓉 300 克，桑椹子 300 克，淮山药 300 克，生牡蛎 360 克，煅牡蛎 360 克，山萸肉 150 克，五味子 75 克，糯稻根 750 克，煅人中白 480 克，地骨皮 240 克，枸杞子 240 克，白薇 240 克，炙甘草 60 克，夜交藤 600 克，金樱子 360 克，阿胶 360 克（另烊），龟板胶 120 克（另烊）。

【制法】膏滋。上药除阿胶、龟板胶外，余药加水煎煮 3 次，滤汁去渣，合并 3 次滤液，加热浓缩成清膏，再将阿胶、龟板胶加适量黄酒浸泡后隔水炖烊，冲入清膏和匀，然后加白蜜 1500 克，白糖 1000 克和匀收膏即成。贮瓶备用。

【用法】口服。每次服 15～30 克（约 1 匙），每日服 3 次，开水调服。约 50 天服完。

【功能】滋阴补肾、清热除蒸、软坚散结。

【主治】肾结核。

【加减】同时配服：①单方：海狗肾 90 克切片微焙后研成细粉，每次服 9 克，每日服 3 次，开水冲服。

②汤药：生地黄 18 克，熟地黄 18 克，枸杞子 15 克，炒白芍 12 克，肉苁蓉 12 克，嫩白薇 12 克，炙百部 9 克，糯稻根 30 克，炙鳖甲 30 克，粉丹皮 9 克，煅人中白 9 克。水煎服，每日 1 剂。

【附记】引自胡熙明《中国中医秘方大全》。汤承祖方。屡用效佳。

2. 汤氏肾痨膏

【组成】①生地黄 300 克，熟地黄 300 克，山萸肉 150 克，生牡蛎 360 克，煅牡蛎 360 克，五味子 75 克，甜苁蓉 300 克，桑螵蛸 300 克，地骨皮 240 克，甘杞子 240 克，白薇 240 克，炙甘草 60 克，夜交藤 600 克，糯稻根 750 克，煅人中白 160 克，淮山药 300 克。②阿胶 360 克（另烊收膏时入），龟板胶 120 克（另烊收膏时入）。③海狗肾 60 克，黄狗肾 90 克，均切碎，焙，研细粉。

【制法】膏滋。上列三组药物，先将①组药物用水浸一夜，加水适量，共煎取三次，后浓缩成 3000 毫升。再加入第②组药和匀，并加入白蜜1500克，白糖1000克，加温成膏。然后将第③组药细粉投入混合即成。贮瓶备用。

【用法】口服。每次服一汤匙，每日服3次，开水调服。

【功能】滋阴养肾、培补肾气。

【主治】肾结核（肾虚损成痨型）。

【附记】引自李文亮《千家妙方》。汤承祖方。用本方曾治愈单侧肾结核三例，双侧肾结核两例。均为久治不愈者。

3. 结核散

【组成】西河柳30克，黄连4克，参须4克，生黄芪30克，鳖甲15克，浙贝母15克，车前草30克，麦门冬15克，生地黄15克，云茯苓12克，瓜蒌15克，甘草4克。

【制法】散剂。上药共研极细末，和匀过筛，贮瓶备用。

【用法】口服。每次服10克，每日服3次，开水冲服。1个月为1疗程。

【功能】益气养阴、清热利水。

【主治】腹膜结核（气阴两虚，热邪伤正型）。

【附记】引自《名医治验良方》。章亮厚方。屡用效佳。本方在临床中用于其他结核病，也有较好的疗效。

4. 施氏结核丸

【组成】北柴胡5克，杭白芍10克，黑升麻3克，黑荆芥5克，炙黄芪12克，米党参10克，全当归6克，野白术5克，川续断10克，川杜仲10克，春砂仁5克，生地黄10克，熟地黄10克，川萆薢10克，川石韦10克，益智仁5克，台乌药6克，阿胶珠10克，山萸炭12克，炙甘草梢5克。

【制法】蜜丸。以上药 5 倍量，共研细末，和匀过 80～100 目筛，炼蜜为丸，如梧桐子大，贮瓶备用。

【用法】口服。每次服 9 克，每日服 2 次，温开水送服。1 个月为 1 疗程。

【功能】滋肾阴、清虚热、利尿止血。

【主治】肾结核兼膀胱炎症。

【附记】引自祝谌予《施今墨临床经验集》。屡用效佳。

5. 益肾健脾丸

【组成】血余炭 60 克，旱莲草 30 克，陈阿胶 60 克，炙黄芪 30 克，野党参 30 克，野白术 30 克，生地黄 30 克，熟地黄 30 克，赤茯苓 30 克，白茯苓 30 克，黑芥穗 30 克，黑升麻 15 克，仙鹤草 60 克，当归身 30 克，山萸肉 60 克，炒杭芍 60 克，车前子 30 克，车前草 30 克，五味子 15 克，苦桔梗 15 克，御米壳 30 克，台乌药 30 克，凤尾草 30 克，炙甘草梢 30 克。

【制法】药糊丸。上药共研细末，和匀过 80～100 目筛，取怀山药 300 克打糊为丸，如小梧桐子大，贮瓶备用。

【用法】口服。每次服 10 克，每日早、晚各服 1 次，白开水送服。1 料为 1 疗程。

【功能】滋肾健脾、凉血养血、清热利湿。

【主治】膀胱结核（血淋）。

【附记】引自祝谌予《施今墨临床经验集》。屡用效佳。

6. 紫河车丸

【组成】紫河车 30 克，陈阿胶 60 克，鹿角胶 30 克，米党参 30 克，炙黄芪 30 克，野白术 30 克，生地黄 30 克，熟地黄 30

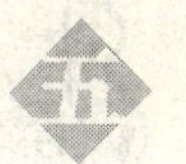

克，山萸肉60克，川杜仲30克，杭白芍30克（酒炒），卧蛋草30克，川萆薢30克，炒泽泻30克，醋柴胡15克，炙升麻15克，怀山药60克，旱莲草60克，血余炭30克，炙甘草梢30克，山卷柏30克，云苓块60克，川续断30克，车前子30克，炒远志30克，焙内金30克。

【制法】蜜丸。上药共研细末，和匀过80～100目筛，炼蜜为丸，如小梧桐子大，贮瓶备用。

【用法】口服。每次服10克，每日早、晚各服1次，温开水送服。

【功能】补气血、强腰肾、健脾胃、利小便。

【主治】膀胱结核恢复期。

【附记】引自祝谌予《施今墨临床经验集》。屡用效佳。

六、泌尿系感染

泌尿系感染是肾盂肾炎、膀胱炎、尿道炎的总称，是由细菌侵袭而引起的泌尿系疾患。多见于女性。多属中医“淋证”、“腰痛”范畴。是临床常见多发病。

病　因

多因湿热素盛，复感外邪菌毒，以致湿热益积，蕴结不解，下注膀胱；或久延不解，热盛伤及肾阴，肾阴不足，虚火上扰；或正气亏虚，伤及脾肾所致。急性以邪实为主，重在湿热；慢性为本虚标实，其湿热贯穿其中。

症　状

尿频，尿急，尿痛，偶有血尿，腰痛。急性期多伴有恶寒发热，慢性期多伴见低热。急性期以湿热蕴毒为主；慢性期多兼见肾阴亏虚，或脾肾气虚。

治疗方药

肾盂肾炎已在前面作了介绍，请参阅选用。

1. 槐角膏

【组成】槐角 500 克。

【制法】膏滋。先将上药拣净杂质，加水 1500～2000 毫升，煮二三沸，凉后将槐角用手捏碎，使皮、仁分离后再煮一二沸，捞出皂角，将药液加热熬至有黏性后倒入碗中或其他瓷器中，于烈日下任其蒸发至浓膏状，贮瓶备用。

【用法】口服。每次服12克，儿童酌减，日服2～3次，温开水调服。半个月为1疗程。

【功能】凉血清热。

【主治】泌尿系感染。

【附记】引自程爵棠《民间秘方治百病》。屡用效佳。

2. 五草膏

【组成】车前草、鱼腥草、白花蛇舌草、益母草、茜草各500克。

【制法】膏滋。上药加水煎煮3次，滤汁去渣，合并3次滤液，加热浓缩成清膏，再加白蜜300克收膏即成。贮瓶备用。

【用法】口服。每次服15～30克，每日服3次，温开水调服。

【功能】清热利湿、凉血解毒。

【主治】急性尿路感染。症见尿频、尿急、尿痛、小便淋沥不畅等。

【附记】引自程爵棠《单方验方治百病》。屡用效佳。若病势急重者亦可取上方各15克。每日1剂，水煎服。或取车前草30克，萹蓄60克，金银花15克，甘草5克。每日1剂，水煎服。效果亦佳。

3. 地茅口服液

【组成】白茅根50克，生地榆30克，丹皮10克，生蒲黄10

克，制大黄 10 克，川黄柏 15 克，车前草 15 克，石榴皮 15 克，萆薢 15 克，瞿麦 15 克，琥珀 6 克，甘草 6 克。

【制法】浓缩液。上药加水煎煮 3 次，滤汁去渣，合并 3 次滤液，加热浓缩成口服液。每毫升含生药 2 克。贮瓶备用。

【用法】口服。每次服 20 毫升，每日服 2～3 次。10 天为 1 疗程。

【功能】凉血活血、清热利湿。

【主治】泌尿系感染。

【加减】若血尿甚者，加小蓟 10 克，大蓟 10 克，地榆炭 10 克；若小腹胀者，加乌药 10 克，川楝子 10 克；若腹痛者，加木香 10 克，香附 10 克；若大便稀溏者，加党参 15 克，焦神曲 10 克。

【附记】引自《集验百病良方》。多年应用，效果颇佳。

4. 龙蛇丸

【组成】龙须草 30 克，白花蛇舌草 30 克，荠菜花 30 克，土茯苓皮 30 克，茯苓皮 12 克，川萆薢 12 克，萹蓄草 12 克，瞿麦穗 15 克，车前草 15 克，凤尾草 15 克，大生地 10 克，甘草梢 5 克，木通 5 克。

【制法】水丸。上药共细末，和匀过 80～100 克，水泛为丸，如小梧桐子大，晒干，贮瓶备用。

【用法】口服。每次服 9 克，每日服 4 次（每 6 小时 1 次），温开水送服。10 天为 1 疗程。

【功能】清热利湿。

【主治】尿路感染。

【附记】引自《集验中成药》。屡用效佳，治愈率可达 75％以上。

5. 清泉片

【组成】柴胡12克，麦门冬12克，车前草30克，蒲公英30克，忍冬藤30克，沙参24克，淮山药24克，川续断10克，茯苓10克，生甘草10克。

【制法】片剂。先将上药粉碎，过100目筛，取10%细粉备用。其余细粒加水煎煮2次，每次煎1个半小时，过滤，合并2次滤液，加热浓缩成稠膏，加入备用细粉和适量淀粉，混合均匀，干燥研细，按湿法制成颗粒，低温干燥，整粒，加少许滑石粉，和匀压片，每片约0.35克。贮瓶备用。

【用法】口服。每次服6～10片，每日服3～4次，温开水送服。

【功能】养阴解郁、清热利湿。

【主治】泌尿系感染。

【附记】引自《集验中成药》。李熙鸣方。用本方治疗50例，临床治愈9例，显效13例，有效22例，无效6例。总有效率为88%。

6. 爵床散

【组成】爵床草100克（干品）。

【制法】散剂。上药共研为极细末，贮瓶备用。

【用法】口服。每次服9～15克，每日服3次，开水冲服。

【功能】清热解毒利尿。

【主治】泌尿系感染（热淋）。

【加减】血淋加侧柏叶30克，生地黄30克以凉血止血。

【附记】引自《集验中成药》。刘绍义方。用本方治疗208

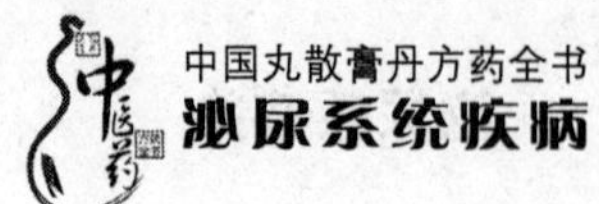

例，其中，热淋151例中，临床治愈148例，显效3例；血淋57例中，临床治愈50例，显例5例，有效2例。总有效率达100%。

7. 尿感散（一）

【组成】①萹蓄10克，瞿麦15克，木通10克，栀子15克，金银花25克，连翘25克，竹叶15克，车前子15克，滑石15克，甘草10克，大黄10克，地丁草20克。②龙胆草15克，栀子15克，黄芩5克，木通10克，生地黄15克，泽泻15克，佩兰15克，赤小豆50克，车前子15克，柴胡10克，甘草5克。③生地黄15克，黄柏15克，黄连15克，大黄10克，枳实15克，竹叶15克，木通10克，栀子15克，蒲公英25克，紫花地丁20克，生甘草梢10克。④生地黄15克，黄柏15克，知母15克，丹皮15克，茯苓25克，泽泻15克，山萸肉15克，菟丝子15克，金银花20克，连翘20克，石斛15克。⑤党参15克，山药20克，白术15克，茯苓25克，陈皮15克，苍术15克，川续断20克，桑寄生20克，薏苡米15克，金银花15克，连翘15克。

【制法】散剂。上列5方，各共研极细末，和匀过筛，贮瓶备用。

【用法】口服。上述5方，随症选用。每次服10克，每日服3次，开水冲服。10日为1疗程。

【功能】①清热利湿。②泻肝利湿。③清热解毒、凉血燥湿。④滋肾养阴、清热利湿。⑤健脾益肾、清热利湿。

【主治】泌尿系感染（膀胱湿热型用方①，肝胆湿热型用方②，胃肠湿热型用方③，肾阴不足、湿热留恋型用方④，脾肾两虚、余邪未清型用方⑤）。

【加减】本病随症加减：①尿检白细胞者，加蒲公英50克，紫花地丁50克，土茯苓50克；②尿检红细胞多和肉眼血尿者，加白茅根20克，藕节25克；③腰痛甚者，加川续断20克，桑寄生20克；④腰酸背痛者，加仙茅25克，狗脊25克；⑤小便涩痛者，加海金沙50克，金钱草50克；⑥尿痛甚者，加两面针15克；⑦尿混浊者，加萆薢15克，石韦15克；⑧夜尿频者，加覆盆子25克，益智仁15克；⑨尿道热痛，便秘者，加大黄15克，苦参20克；⑩脘腹胀痛者，加槟榔片15克，川厚朴15克；⑪腹胀痛者，加元胡15克，枳壳15克；⑫呃逆，呕吐者，加陈皮15克，竹茹15克；⑬发烧者，加生石膏50克，大青叶25克；⑭便溏者，加淮山药15克，白术15克；⑮食欲不振者，加焦三仙各15克。

【附记】引自《集验中成药》。秦书礼方。用本方辨证治疗157例，痊愈64例，基本治愈68例，疗效不佳者和无效者25例，总有效率为84%。其中，尤以膀胱湿热型94例中，痊愈和基本治愈者占86例，此型疗效较好。

8. 清淋散

【组成】蒲公英15克，旱莲草20克，生栀子15克，黄芩15克，益母草20克，车前草20克，金钱草20克，地锦草20克，萹蓄20克，白茅根30克，甘草梢6克。

【制法】散剂。上药共研极细末，和匀过筛，贮瓶备用。

【用法】口服。每次服9克，每日服3次，开水冲服。或每日1剂，水煎服。

【功能】清热通淋。

【主治】急性泌尿系感染。

【附记】引自《名医治验良方》。江秀华方。用本方治疗150

例，其中急性肾盂肾炎50例，痊愈47例，有效2例，无效1例；慢性肾盂肾炎急性发作46例，痊愈42例，有效3例，无效1例；急性膀胱炎、尿道炎54例，全部治愈。150例尿检细菌转阴率为86.6%。本方集中了清热通淋诸药，且配伍活血行水之益母草，凉血止血之白茅根。故临床疗效满意。

9. 清淋口服液（一）

【组成】生地榆30克，生槐角30克，半枝莲30克，白花蛇舌草30克，大青叶30克，白槿花15克，飞滑石15克，生甘草6克。

【制法】浓缩液。上药加水煎煮3次，滤汁去渣，合并3次滤液，加热浓缩成口服液。每毫升含生药2克。贮瓶备用。

【用法】口服。每次服20毫升，重症倍量，每日服3次。

【功能】清热解毒、利湿通淋。

【主治】急性泌尿系感染。

【加减】高热加软柴胡20克，炒子芩15克。

【附记】引自《名医治验良方》。朱良春方。用本方治疗100例，治愈40例，显效26例，好转16例，无效18例。总有效率为82%。本方对孕妇及胎儿均无副作用。因此为孕妇的尿路感染提供了安全有效的方药。据临床观察：本方对金黄色葡萄球菌感染疗效更好，对其他细菌感染也有一定疗效，可能是通过除抑菌外的其他途径达到治愈的目的。

10. 知柏苓地丸

【组成】知母15克，黄柏15克，生地黄15克，土茯苓15克，石斛15克，银花15克，连翘10克，当归8克，红藤30克，木通5克，甘草梢5克。

【制法】水丸。上药共研细末，和匀过80～100目筛，水泛为丸，如小梧桐子大，晒干，贮瓶备用。

【用法】口服。每次服9克，每日服2～3次，温开水送服。

【功能】清利湿热。

【主治】泌尿系感染。

【加减】结石伴感染者，加石韦15克，海金沙15克，金钱草30克。

【附记】引自《名医治愈良方》。王敏方。用本方治疗50例，全部显效，其中53例痊愈。王氏认为急性泌尿系感染，多由湿热蕴结下焦所致，治宜清利湿热；慢性泌尿系感染，系肾虚兼有下焦湿热，治宜益肾佐以清利湿热，方能取得满意疗效。

11. 尿感分型丸

【组成】①黄柏9克，知柏9克，生地黄9克，竹叶6克，甘草梢6克，车前草9克，萹蓄草12克，瞿麦穗12克，鸭跖草15克。②生地黄12克，竹叶6克，生甘草6克，生山栀9克，木通3克，车前子9克，小蓟9克，藕节9克，生蒲黄6克。③太子参9克，炒白术9克，云茯苓9克，淮山药12克，粉丹皮9克，福泽泻9克，山萸肉9克，生地黄9克，熟地黄9克，紫花地丁9克，甘露消毒丹9克。④金银花9克，连翘9克，川石斛9克，生地黄9克，熟地黄9克，淮山药9克，丹皮9克，泽泻9克，山萸肉6克。⑤大黄9克，仙灵脾9克，太子参12克，六月雪9克，白石脂16克，甘露消毒丹9克。

【制法】水丸。上列5方，各共研细末，和匀过80～100目筛，水泛为丸，如梧桐子大，晒干，贮瓶备用。

【用法】口服。以上5方，随症选用。每次服9克，每日服3次，温开水送服。10天为1疗程。

【功能】①清热解毒、利尿通淋。②清心泻火、利尿通淋。③健脾益肾、清利湿热。④滋阴清热、利尿通淋。⑤扶正降浊、清热解毒。

【主治】难治性尿路感染（膀胱湿热型用方①；心火亢盛型用方②；脾肾不足，下焦湿热型用方③；肾阴亏耗，下焦蓄热型用方④；正虚湿浊型用方⑤）。

【加减】发热甚者，加豆豉9克，生山栀9克；便秘者，加生大黄9克；少腹胀痛者，加元胡15克，炒枳壳9克；尿血明显或尿道涩痛难忍者，加白茅根15克，琥珀末5克；心烦少寐者，加黛灯心9克；咽痛舌碎者，加川黄连6克，大黄9克；纳谷不香，食后腹胀者，加鸡内金9克，广陈皮6克；腰酸明显者，加川续断9克，狗脊10克，杜仲15克；浮肿合防己黄芪汤；头晕耳鸣者，加枸杞子15克，杭菊花15克；潮热者，加炙鳖甲15克，地骨皮9克，知母9克；尿中白细胞多，尿痛明显者，加瞿麦15克，萹蓄15克，鸭跖草15克，土茯苓15克，紫花地丁15克；恶心呕吐者，加姜半夏9克，姜竹茹、老苏梗各15克；尿少不利者，加车前子15克，福泽泻9克；浮肿者，加炙黄芪15克，汉防己15克，生姜6克，大枣5枚。

【附记】引自《名医治验良方》。张天方。用本方治疗80例，痊愈50例，好转26例，无效4例。总有效率为95%。

12. 马齿苋糖浆

【组成】鲜马齿苋500克（干品150克），红糖90克。

【制法】糖浆。将上药洗净，切碎（干品要先用水浸泡），加水煎煮3次，滤汁去渣，合并3次滤液，加热浓缩成糖浆状，每毫升约含生药3克。加入红糖和匀即成。贮瓶备用。

【用法】口服。每次服20～30克，每日服2次。

【功能】清热解毒、利湿通淋。

【主治】急性尿路感染。

【附记】引自《集验中成药》。屡用效佳。

13. 蒲公英膏

【组成】蒲公英300克，车前草30克，白茅根300克，瞿麦120克，萹蓄150克，马鞭草100克。

【制法】膏滋。上药加水煎煮3次，滤汁去渣，合并3次滤液，加热浓缩成清膏，再将蜂蜜300克收膏即成。贮瓶备用。

【用法】口服。每次服15～30克，每日服2次，开水调服。

【功能】清热凉血、利湿通淋。

【主治】慢性尿路感染（湿热淋证）。

【附记】引自《集验中成药》。屡用效佳。

14. 石鱼散

【组成】鱼腥草50克，石韦15克，滑石15克，栀子15克，黄芩12克，生地黄12克，萹蓄12克，白茅根30克。

【制法】散剂。上药共研极细末，和匀过筛，贮瓶备用。

【用法】口服。每次服9克，每日服3次，开水冲服。

【功能】清热凉血、利湿通淋。

【主治】泌尿系感染。

【附记】引自《集验中成药》。多年应用，疗效满意。

15. 分清五淋丸

【组成】木通384克，黄芩384克，甘草96克，大黄576

克，茯苓 192 克，黄柏 192 克，滑石 384 克，萹蓄 192 克，泽泻 192 克，车前子 192 克（盐水炒），猪苓 192 克，知母 192 克，瞿麦 192 克，栀子 192 克。

【制法】水丸。按处方将上药炮制合格，称量配齐。车前子单放。先将车前子轧细，与木通等十三味共轧为细粉，和匀过 80～100 目筛，用冷开水泛为小丸，晒干或低温干燥，贮瓶备用。

【用法】口服。每次服 6 克，每日服 2 次，温开水送服。

【功能】清热利尿。

【主治】由膀胱湿热引起的尿急，尿频，尿道涩痛，淋漓不畅，大便秘结。

【附记】引自《全国中药成药处方集》。屡用效佳。孕妇忌服。

16. 凤凰丸

【组成】大黄 60 克，海金沙 60 克，半夏 60 克，琥珀 9 克。

【制法】水丸。先将琥珀研为细粉，其余大黄等三味共轧为细粉，过 80～100 目筛，取琥珀细粉置乳钵内，与大黄等细粉用套色法陆续配研，和匀，过罗。另取鸡子清三个，酌加冷开水稀释，搅匀，与上药粉泛为小丸，晾干或低温干燥。每干丸 300 克，另取滑石粉 66 克为衣，闯亮，晒干或低温烘干。贮瓶备用。

【用法】口服。每次服 6 克，每日服 2 次，温开水送服。

【功能】清理毒热、通便利尿。

【主治】由膀胱邪热引起的小便混浊，淋漓不止，尿道刺痛，大便燥结。

【附记】引自《北京市中药成方选集》。屡用效佳。孕妇忌服，忌食辛辣之物。

17. 龙胆泻肝丸

【组成】龙胆草180克，车前子90克（盐水炒），柴胡180克，栀子90克（姜水炒），当归90克，地黄180克（酒炒），甘草90克，黄芩90克，泽泻180克，木通90克。

【制法】水丸。按处方将上药炮制合格，称量配齐。地黄、车前子单放。先将车前子轧细，其余龙胆草等八味共轧为细粉，与地黄同研或捣烂，干燥后轧为细粉，再将上余药粉及车前子细粉，陆续配研，和匀，过80～100目筛，用冷开水泛为小丸，晒干或低温干燥。每干丸300克，另取滑石粉66克为衣，闯亮，晒干或烘干，贮瓶备用。

【用法】口服。每次服6克，每日服2次，温开水送服。

【功能】清肝经湿热、利小便。

【主治】由肝经湿热引起的头晕，耳痛耳鸣，胁痛口苦，小便赤涩。以及男女阴部湿疹，尿路感染等症。

【附记】引自《北京市中药成方选集》。屡用效佳。忌食辛辣之物，孕妇慎服。

18. 妇科五淋丸

【组成】当归240克，川芎240克，地黄240克，白芍药150克，木通150克，茯苓120克，栀子120克（姜水炒），石韦60克，甘草60克，琥珀60克，海金沙300克，黄连30克。

【制法】水丸。按处方将上药炮制合格，称量配齐。琥珀、地黄单放。先将琥珀研为细粉，过罗。余药当归等十味共轧为细粉；取部分细粉与地黄同研或捣烂，干燥后轧为细粉，与其余细粉，和匀，过80～100目筛。再将琥珀细粉置乳钵内，与地黄等细粉配研均匀，过罗。取上药粉，用冷开水泛为小丸，晒干，或低温干燥。每千丸300克，另取滑石粉66克为衣，闯亮，晒干或低温干燥，贮瓶备用。

【用法】口服。每次服6克，每日服2次，温开水送服。

【功能】清热利水、分清止淋。

【主治】由膀胱湿引起的小便赤涩，淋漓混浊，肿胀疼痛。

【附记】引自《北京市中药成方选集》。屡用效佳。

19. 八 正 散

【组成】木通、瞿麦、滑石、萹蓄、车前子、大黄、生甘草梢、生山栀子各100克。

【制法】散剂。上药共研极细末，和匀过筛，贮瓶备用。

【用法】口服。每次服9～12克，每日服2次，空腹用温开水或灯心煎水送服。

【功能】清热利尿。

【主治】由湿热内蕴，湿热下注引起的尿道刺痛，血淋，热淋，面红目赤，睛痛咽疼，口舌疮肿，小便淋漓。可用于膀胱炎、尿道炎、急性肾盂肾炎、泌尿结石、急性肾炎等属湿热实症者。

【附记】引自宋代陈师文《太平惠民和剂局方》。屡用效佳。体质衰弱者不宜服。

20. 八正口服液

【组成】车前子、川木通、栀子仁、瞿麦、大黄、滑石、甘草各50克，灯心草25克。

【制法】浓缩液。上药加水煎煮3次，滤汁去渣，合并3次

滤液，加热浓缩成口服液。每毫升含生药 2 克。贮瓶备用。

【用法】口服。每次服 10～15 毫升，每日服 3 次，凉开水送服。

【功能】清热、通淋、利水。

【主治】由湿热内蕴所致之小便短赤，淋漓涩痛，目赤鼻衄，咽干口渴。

【附记】引自《集验百病良方》。重庆桐君阁药厂方。屡用效佳。忌食辛辣刺激性食物。

21. 三味蒺藜散

【组成】蒺藜 250 克，科葵果 150 克，方海 150 克。

【制法】散剂。上药共研极细末，和匀过筛，贮瓶备用。

【用法】口服。每次服 3～4.5 克，每日服 2～3 次，水煎服。

【功能】清利湿热、利尿通淋。

【主治】湿热下注，小便热痛。

【附记】引自《中华人民共和国药典》1985 年版。本方系蒙古族验方。屡用效佳。

22. 导 赤 丸

【组成】连翘 120 克，黄连 60 克，栀子 120 克（姜炒），木通 60 克，玄参 120 克，天花粉 120 克，赤芍药 60 克，大黄 60 克，黄芩 120 克，滑石 120 克。

【制法】蜜丸。上药共研细末，和匀过 80～100 目筛，炼蜜为丸，每丸重 3 克，分装备用。

【用法】口服。每次服 1 丸，每日服 2 次，白开水化服。周岁以内小儿酌减。

【功能】清热泻火、利尿通便。

【主治】口舌生疮，咽喉疼痛，心胸烦热，小便短赤，大便秘结。可用于疖肿、腮腺炎、泌尿系感染等病症。

【附记】引自《中华人民共和国药典》1985年版。屡用效佳。

23. 导赤丹

【组成】地黄320克，大黄600克，木通160克，栀子480克，茯苓160克，滑石160克，甘草160克。

【制法】蜜丸。上药共研细末，和匀过80～100目筛，炼蜜为丸，每丸重3克。分装备用。

【用法】口服。每次服1丸，每日服2次，白开水化服。周岁以内小儿酌减。

【功能】清热利尿。

【主治】由心经有热所致口舌生疮，小便不利，小便时疼痛等；心及胃肠有热所致各症；急性泌尿系感染（如膀胱炎、尿道炎、肾盂肾炎等），有口腔溃疡等。

【附记】引自清代《银海精微》。屡用效佳。大便溏泻及体弱者忌服。

24. 萆薢分清丸

【组成】川萆薢100克，石菖蒲100克（盐水炒），乌药100克，益智仁100克（盐水炒），茯苓100克，甘草50克。

【制法】水丸。上药共研细末，和匀，过80～100目筛，水泛为丸，如小梧桐子大，晒干，贮瓶备用。

【用法】口服。每次服9克，每日服2次，饭前温开水送服。

【功能】渗湿利尿。

【主治】湿热下注，小便频数，混浊不清，淋漓刺痛。

【附记】引自《集验中成药》。屡用效佳。忌食辛辣油腻及刺激性食物；忌烟酒。

25. 通淋膏

【组成】苦参30克，石韦30克，土茯苓30克，蒲公英30克，金钱草50克，生蒲黄20克，白茅根15～30克。

【制法】药膏。上药共研细末，和匀过筛，贮瓶备用。用时调制。

【用法】外用。用时取此散30克，用老醋适量，调和成稀糊状，外敷于双手心劳宫穴和神阙穴上。上盖敷料，胶布固定，每日换药1次。10次为1疗程。

【功能】清热利湿、凉血活血。

【主治】急、慢性泌尿系感染。

【附记】引自程爵棠《手部疗法治百病》。笔者经验方。多年应用，效果甚佳。本方亦可制成内服剂。一是散剂，每次服9克，日服2次，开水冲服。二是以10倍量，水煎3次，浓缩成清膏，加蜂蜜300克收膏即成膏滋。每次服15～30克，日服2次，开水调服。内外并治，疗效尤佳。

26. 解毒膏

【组成】槐角、龙葵、蒲公英、车前草、苦参各60克。

【制法】药膏。上药共研极细末，和匀过筛，贮瓶备用。

【用法】外用。用时取此散30克，以蜂蜜适量，调和成膏状，外敷于两足心涌泉穴和肚脐上。上盖敷料，胶布固定。每日换药1次，10次为1疗程。

【功能】清热解毒、利湿通淋。

【主治】尿路感染。

【附记】引自程爵棠《足底疗法治百病》。笔者经验方。屡用效佳。若加用本方散剂内服，效果尤佳。

27. 解毒通淋膏

【组成】车前子150克，萹蓄150克，瞿麦150克，滑石200克，制大黄50克，焦山栀100克，石韦150克，蒲公英200克，升麻30克，川牛膝150克，炒黄柏100克，生甘草100克。

【制法】膏滋。上药加水煎煮3次，滤汁去渣，合并3次滤液，加热浓缩成清膏，再加蜂蜜300克收膏即成。贮瓶备用。

【用法】口服。每次服15～30克，每日服2次，开水调服。

【功能】清热解毒、利湿通淋。

【主治】尿路感染（实症）。多表现为尿频，尿急，尿痛，常伴有发热，相当于急性尿路感染。

【加减】如小便中红细胞较多者，加小蓟草150克，生蒲黄100克，生藕节150克；如少腹急痛明显者，加沉香30克，乌药90克，川楝子150克。

【附记】引自汪文娟《中医膏方指南》。屡用效佳。

28. 健脾益肾膏

【组成】党参150克，熟地黄150克，山药300克，白术150克，茯苓300克，山茱萸150克，泽泻150克，菟丝子150克，杜仲100克，川牛膝150克，怀牛膝150克，丹参150克，川芎30克，生地黄150克，石韦150克，滑石150克，瞿麦150克，

生甘草 50 克，阿胶 150 克。

【制法】膏滋。上药除阿胶外，余药加水煎煮 3 次，合并 3 次滤液，加热浓缩成清膏，再将阿胶加适量黄酒浸泡后隔水炖烊，冲入清膏和匀，然后加蜂蜜 300 克收膏即成。贮瓶备用。

【用法】口服。每次服 15～30 克，每日服 2 次，白开水调服。

【功能】健脾益肾、活血通淋。

【主治】尿路感染（虚症）。多表现为尿路刺激症状并不明显，但有明显腰酸疲乏，平时劳累后很容易复发，相当于慢性尿路感染。

【加减】如排尿不畅，但少腹坠胀而喜按压者，加黄芪 150 克，升麻 30 克，枳壳 150 克；如形体消瘦，头晕眼花，疲乏无力者，加鹿角胶 100 克，龟板胶 100 克（均为烊化）。

【附记】引自汪文娟《中医膏方指南》。屡用效佳。①适用范围：尿路感染，症分虚实，即急性与慢性，实包括膀胱炎、尿道炎、前列腺炎和上尿路感染，即输尿管炎、肾盂肾炎。②自我调摄：保证充足的饮水量，有利于排尿去邪；饮食宜清淡，多吃水果蔬菜，忌食辛辣和湿热性食物，尿检转阴性后，仍需服药（膏方）1～2 周，以巩固疗效。

29. 柴车散

【组成】醋柴胡 30 克，车前草 30 克，五味子 30 克，黄芩 15 克。

【制法】散剂。上药共研极细末，和匀，贮瓶备用。

【用法】口服。每次服 20 克，每日服 3 次，放入茶壶中，冲入沸水，代茶饮用。

【功能】清热解毒、分清通淋。

【主治】尿路感染。

【附记】引自《集验中成药》。屡用效佳。

30. 芪茅散

【组成】黄芪30克，白茅根30克，西瓜皮60克，肉苁蓉12克。

【制法】散剂。上药共研细末，和匀，贮瓶备用。

【用法】口服。每次服10～20克，每日服3次，放入茶壶中，冲入沸水，加盖焖5～10分钟即可。代茶饮用。

【功能】补肾益气、利尿解毒。

【主治】尿路感染。

【附记】引自《集验中成药》。屡用效佳。

31. 尿感散（二）

【组成】柴胡15克，半枝莲20克，石韦15克，白花蛇舌草15克，猪苓10克，赤小豆10克，苦参15克，生地黄15克，甘草5克。

【制法】散剂。上药共研极细末，和匀过筛，贮瓶备用。

【用法】口服。每次服9克，每日服3次，开水冲服。

【功能】疏利湿热、益肾通淋。

【主治】尿路感染。

【附记】引自《集验中成药》。屡用效佳。

32. 二金通淋丸

【组成】鸡内金2个，金钱草30克，玉米心3个，车前子15

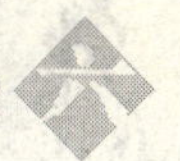

克，地龙1.5克，蛇蜕1.5克，板蓝根30克，紫花地丁15克。

【制法】水丸。上药共研细末，和匀过80～100目筛，水泛为丸，如梧桐子大，晒干，贮瓶备用。

【用法】口服。每次服9克，每日服2～3次，温开水送服。

【功能】清热解毒、利尿通淋。

【主治】急性尿路感染。

【附记】引自《集验中成药》。屡用效佳。

33. 清淋口服液（二）

【组成】蒲公英、一枝黄花、半枝莲、车前草、鲜葎草、鲜茅根各30克。

【制法】浓缩液。上药加水煎煮3次，滤汁去渣，合并3次滤液，加热浓缩成口服液。每毫升含生药2克。贮瓶备用。

【用法】口服。每次服20～30毫升，每日服3次。

【功能】清热凉血、利尿通淋。

【主治】急、慢性尿路感染。

【加减】伤阴者，加玄参12克，生地黄30克；久病腰酸，加川续断12克，生杜仲12克。

【附记】引自《名医治验良方》。吴圣农方。屡用效佳。

34. 银白消炎液

【组成】金银花30克，白花蛇舌草30克，蒲公英30克，栀子15克，萹蓄15克，海金沙15克，滑石30克，白茅根30克，车前草30克，木通10克，甘草梢10克，灯心草5克。

【制法】浓缩液。上药加水煎煮3次，滤汁去渣，合并3次滤液，加热浓缩成口服液。每毫升含生药2克。贮瓶备用。

【用法】口服。每次服20～30毫升，每日服3次。

【功能】清热解毒、利尿通淋。

【主治】尿路感染。

【加减】烦渴者，加葛根15克；便秘者，加大黄10克；尿浊者，加川萆薢30克；尿血者，加小蓟15克，琥珀15克；尿痛者，加石韦15克，金钱草15克；小腹胀痛者，加川楝子15克，白芍药15克；腰痛者，加桑寄生30克，川续断15克。

【附记】引自程爵棠《名医百家集验高效良方》。曾冲方。临床治疗56例，痊愈43例，好转10例，无效3例。总有效率为94.6%。

35. 栝楼瞿麦丸

【组成】栝楼根（即天花粉）60克，茯苓90克，淮山药90克，炮附子15克，瞿麦30克。

【制法】蜜丸。上药共研细末，和匀过80～100目筛，炼蜜为丸，如梧桐子大，贮瓶备用。

【用法】口服。每次服3丸，每日服3次，温开水送服。若无效，可每次渐增至7～8丸，以小便利，腹中温为度。

【功能】润燥化气、利水通淋。

【主治】下焦阳虚，小便不利，腹中冷，口渴者。可用于尿路感染、肾盂肾炎、尿路结石、前列腺炎等病症。

【加减】若见气虚者，加黄芪、党参；蛋白尿，加鹿衔草、菟丝子；浮肿，加泽泻、赤茯苓、猪苓。

【附记】引自汉代张仲景《金匮要略》。屡用效佳。凡热毒内盛者忌服。

36. 蒲韦膏

【组成】蒲公英600克，石韦300克，车前草300克。

【制法】膏滋。上药加水煎煮3次，滤汁去渣，合并3次滤液，加热浓缩成清膏，再加蜂蜜300克收膏即成。贮瓶备用。

【用法】口服。每次服15～30克，每日服2～3次。7日为1疗程。

【功能】清热解毒、利尿通淋。

【主治】急性泌尿系感染或慢性急性发作。

【加减】若湿热甚者，加苦参100克；伴血尿者，加白茅根300克。

【附记】引自《临床验方集》。程爵棠方。多年应用，疗效满意。

37. 通淋丹

【组成】金钱草、车前草、海金沙、忍冬藤、石韦、半枝莲各等份。

【制法】散剂。上药共研极细末，和匀过筛，贮瓶备用。

【用法】口服。每次服9克，每日服3次，开水冲服。

【功能】清热解毒、利尿通淋。

【主治】急、慢性尿路感染。

【附记】引自《临床验方集》。笔者师传秘方。临床验证效佳。

38. 车茅散

【组成】白茅根15克，车前草15克，石韦15克，小蓟15

克，萹蓄12克，木通12克，黄柏10克。

【制法】散剂。上药共研极细末，和匀过筛，贮瓶备用。

【用法】口服。每次服9克，每日服2～3次，开水冲服。

【功能】清热凉血、利尿通淋。

【主治】急性尿路感染。

【附记】引自《集验中成药》。屡用效佳。

39. 滑石口服液

【组成】滑石50克，萹蓄25克，瞿麦25克，车前子10克，甘草梢10克，木通10克，栀子10克，大黄10克，灯心草5克。

【制法】浓缩液。上药加水煎煮3次，滤汁去渣，合并3次滤液，加热浓缩成口服液。每毫升含生药2克。贮瓶备用。

【用法】口服。每次服20毫升，每日服3次。1周为1疗程。

【功能】清热利湿、利尿通淋。

【主治】急性尿路感染。

【附记】引自《集验百病良方》。屡用效佳。

40. 蒲茅散

【组成】白茅根30克，蒲公英30克，石韦15克，黄柏12克，知母9克。

【制法】散剂。上药共研极细末，和匀过筛，贮瓶备用。

【用法】口服。每次服9克，每日服3次，开水冲服，10天为1疗程。

【功能】清热养阴、凉血解毒。

【主治】慢性尿路感染。

【附记】引自《集验中成药》。屡用效佳。

41. 通苓丸

【组成】土茯苓25克，车前子15克，淡竹叶15克，木通15克，金钱草15克，藕节15克。

【制法】水丸。上药共研极细末，和匀过筛，贮瓶备用。

【用法】口服。每次服9克，每日服2～3次，温开水送服。

【功能】清心凉血、利尿通淋。

【主治】慢性泌尿系感染。

【附记】引自《集验中成药》。多年应用，效果甚佳。

42. 四草金银膏

【组成】金钱草600克，海金沙200克，车前草200克，鸭跖草200克，银花200克，旱莲草180克。

【制法】膏滋。上药加水煎煮3次，滤汁去渣，合并3次滤液，加热浓缩成清膏，再加蜂蜜300克收膏即成。贮瓶备用。

【用法】口服。每次服15～30克，每日服2次，开水调服。半个月为1疗程。

【功能】利湿通淋、清热养阴。

【主治】膀胱炎，尿道炎。

【附记】引自《集验中成药》。坚持服用，效果颇佳。

43. 九味通淋丸

【组成】金钱草30克，滑石30克，生地黄15克，旱莲草15

克，萹蓄 9 克，瞿麦 9 克，木通 9 克，炒黄柏 9 克，白檀香 2.4 克。

【制法】 水丸。上药共研细末，和匀过 80～100 目筛，水泛为丸，如梧桐子大，晒干，贮瓶备用。

【用法】 口服。每次服 9 克，每日服 2～3 次，温开水送服。

【功能】 清热养阴、利尿通淋。

【主治】 慢性泌尿系感染。

【附记】 引自《集验中成药》。屡用效佳。

44. 通地膏

【组成】 生地黄 600 克，木通 240 克，黄柏 240 克，甘草 120 克，石韦 200 克，淡竹叶 240 克，灯心草 240 克，黄连 50 克。

【制法】 膏滋。上药加水煎煮 3 次，滤汁去渣，合并 3 次滤液，加热浓缩成清膏，再加蜂蜜 300 克收膏即成。贮瓶备用。

【用法】 口服。每次服 15～30 克，每日服 3 次，白开水调服。

【功能】 清心凉血、利尿通淋。

【主治】 膀胱炎，尿道炎。

【附记】 引自《临床验方集》。程爵棠方。多年应用，疗效满意。

45. 穿心莲丸

【组成】 车前草 30 克，蒲公英 30 克，穿心莲 15 克，鸭跖草 15 克，四季青 9 克，萹蓄 9 克，瞿麦 9 克。

【制法】 水丸。上药共研细末，和匀过 80～100 目筛，水泛为丸，如小梧桐子大，晒干，贮瓶备用。

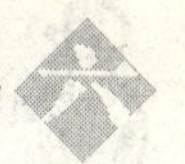

【用法】口服。每次服6～9克，每日服2～3次，温开水送服。

【功能】清热解毒、利湿通淋。

【主治】急性尿路感染。

【附记】引自《集验中成药》。屡用效佳。

46. 三草虎杖散

【组成】车前草30克，马鞭草30克，虎杖30克，蒲公英15克，忍冬藤15克，紫花地丁15克，白茅根15克，十大功劳叶15克，甘草15克。

【制法】散剂。上药共研极细末，和匀过筛，贮瓶备用。

【用法】口服。每次服9克，每日服3次，开水冲服。

【功能】清热解毒、凉血活血、利尿通淋。

【主治】急性尿路感染。

【附记】引自《集验中成药》。屡用效佳。

47. 银 通 丸

【组成】银花15克，木通15克，萹蓄15克，车前草15克，甘草梢9克，大黄6克。

【制法】水丸。上药共研细末，和匀过80～100目筛，水泛为丸，如梧桐子大，晒干，贮瓶备用。

【用法】口服。每次服9克，每日服2次，温开水送服。半个月为1疗程。

【功能】清热利湿。

【主治】膀胱炎，尿道炎。

【附记】引自《集验中成药》。屡用效佳。

48. 凤尾膏

【组成】凤尾草、萹蓄、车前草、夏枯草、金钱草、土茯苓、三棵针、半枝莲、石韦各300克，苦参100克。

【制法】膏滋。上药加水煎煮3次，滤汁去渣，合并3次滤液，加热浓缩成清膏，再加蜂蜜300克收膏即成。贮瓶备用。

【用法】膏滋。每次服15～30克，每日服2次，白开水调服。

【功能】清热利湿、解毒通淋。

【主治】膀胱炎，尿道炎。

【附记】引自《临床验方集》。笔者祖传秘方。屡用效佳。

49. 地蒲丸

【组成】生蒲黄9克，细生地15克，滑石15克，白茅根24克，琥珀末5克，金钱草30克，黄柏8克，赤小豆30克，萆薢9克，甘草3克，灯心草3克。

【制法】水丸。上药共研细末，和匀过80～100目筛，水泛为丸，如梧桐子大，晒干，贮瓶备用。

【用法】口服。每次服9克，每日服2～3次，温开水送服。1周为1疗程。

【功能】滋肾阴、化湿热、凉血止血。

【主治】各种疾病（如泌尿系热结或尿路感染）出现尿道出血。

【附记】引自《名医治验良方》。兰熙方。屡用效佳。

50. 苦参膏

【组成】苦参150克，柴胡150克，黄柏90克，蒲公英300克，马齿苋300克，石韦300克，车前草300克，土茯苓300克。

【制法】膏滋。上药加水煎煮3次，滤汁去渣，合并3次滤液，加热浓缩成清膏，再加蜂蜜300克收膏即成。贮瓶备用。

【用法】口服。每次服15～30克，每日服2次，开水调服。

【功能】清热利湿、活血解毒。

【主治】急、慢性泌尿系感染。

【加减】若出现血尿者，加白茅根150克，小蓟150克，琥珀30克。

【附记】引自《临床验方集》。程爵棠方。多年应用，效果甚佳，尤以急性为佳。忌食辛辣、生冷、油腻之物。

51. 海龙膏

【组成】海金沙30克，龙胆草30克，黄柏30克，甚者加车前草30克。

【制法】散剂。上药共研细末，和匀，贮瓶备用。

【用法】外用。用时取药末20克，以食醋适量，调和成软膏状，外敷于两足心涌泉穴上。上盖敷料，胶布固定。每日换药1次，10次为1疗程。若加服此散（每次服9克，每日服3次），效果尤佳。

【功能】清热利湿。

【主治】膀胱炎。

【附记】引自程爵棠《足底疗法治百病》。笔者经验方。屡用屡验。疗效显著。

52. 木通片

【组成】木通1000克。

【制法】片剂。取木通饮片入8倍量水中，保持100℃提取2小时，滤取药液另置；残渣再加5倍量水，按同法提取，计2小时，滤取药液，与前液合并，然后视情况必要时再加4倍量水提取1次；集合各次水提液，浓缩成比重达1.10～1.20，加1.5倍乙醇，沉淀杂质，静置4～8小时后，抽取上层清液过滤，沉淀用60%醇洗涤2～3次，将沉淀中可溶性成分洗出；滤液与洗液合并，回收乙醇，继续浓缩成稠膏，取少量测定含量后，压制成片，即得。每片含总提取物100毫克。贮瓶备用。

【用法】口服。每次服1～3片，每日服2次，温开水送服。

【功能】利尿清热。

【主治】小便短赤，淋闭及尿道炎症。

【附记】引自曹春林《中药制剂汇编》。屡用皆效。

七、淋证

凡小便频数，淋沥不爽，尿时疼痛，统称为淋证。根据临床表现不同，习惯上将淋证分为石淋、气淋、血淋、膏淋、劳淋五种，故又有五淋之称。石淋、膏淋另列章叙述，这里介绍其他三淋之症治。

病　因

多因湿热蕴毒，结于下焦；或肾虚膀胱蕴热所致；或素有慢性肾脏疾患，又感受湿热之邪而致病，同时与嗜食辛辣，油腻等也有一定关系。病变主要在肾、膀胱与尿道，但与肝、脾有关。

症　状

根据临床表现，以尿色红紫，或如丝如条，尿时热涩疼痛，小腹急痛或腰部疼痛，舌红苔薄黄腻，脉数者为血淋（又名血尿）。以小便涩滞，欲溺难出，小腹胀痛，舌淡苔薄白，脉沉弦者为气淋。淋证经久不愈，或时愈时发，每遇劳累即小腹频急或尿痛，腰酸痛，或有低热，精神倦怠，头晕耳鸣，舌红少苔，脉弦细，或无明显症状者为劳淋。

治疗方药

1. 贴足膏

【组成】土茯苓、黄柏、大黄、滑石粉各 30 克。

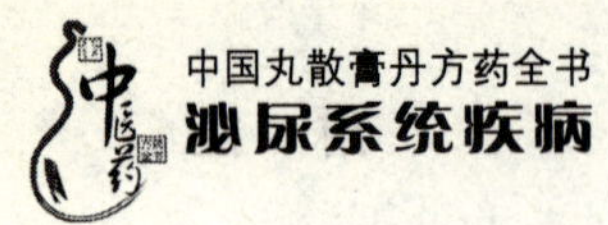

【制法】散剂。上药共研极细末，和匀，贮瓶备用。

【用法】外用。用时取药末30克，以食醋适量调和成膏状，外贴敷两足心涌泉穴和肚脐上。上盖敷料，胶布固定。每日换药1次，10次为1疗程。

【功能】清热利湿。

【主治】淋证。

【加减】石淋砂淋加金钱草50克；血淋加白茅根50克，泽兰30克；湿热淋加龙胆草30克，车前草30克；热毒盛者，加蒲公英30克；劳淋加黄芪50克，菟丝子30克，杜仲30克；气淋加枳壳30克，木通15克。

【附记】引自程爵棠《足底疗法治百病》。笔者经验方。屡用效佳，一般连用1～3个疗程，即可见效或痊愈。若配合足部按摩与内治，疗效更著。

2. 黄椒丸

【组成】大黄24克，胡椒15克，猪脊髓1条。

【制法】髓丸。将大黄、胡椒共研为细末，和匀，用猪脊髓调和为丸，如黄豆大，分成7包，备用。

【用法】口服。每次服1包，每日早晨空腹服1次，温开水送服。

【功能】清热泻火、通淋止痛。

【主治】淋病。

【附记】引自程爵棠《民间秘方治百病》。屡用有效。忌饮酒及酸辣生冷食物。

3. 萆薢分清丸

【组成】萆薢30克，乌药30克，菖蒲30克，益智仁30克

(盐水炒)，甘草15克。

【制法】水丸。按处方将上药炮制合格，称量配齐。将上药晒干或焙干，共轧为细粉，和匀过80～100目细罗，用冷开水泛为小丸，晒干或低温干燥，每千丸300克，另取滑石粉66克上衣，闯亮，晾干或低温干燥。贮瓶备用。

【用法】口服。每次服6～9克，每日服2次，空腹时淡盐水或温开水送服。

【功能】分清、化浊、利湿。

【主治】由肾虚、膀胱湿寒引起的小便频数，混浊不清，淋沥刺痛。

【附记】引自《江苏省中药成药标准暂行规定汇编》。屡用效佳。忌食辛辣、油腻、茶、醋及有刺激性食物。

4. 火府丹

【组成】生地黄30克(捣膏)，木通30克，黄芩30克(炒)。

【制法】蜜丸。上药共研细末，和匀过筛，炼蜜为丸，如梧桐子大，贮瓶备用。

【用法】口服。每次服30丸（约9克），每日服2次，木通煎汤送服。

【功能】滋阴凉血、清热利尿。

【主治】心经积热，小便涩及五淋。

【附记】引自明代龚廷贤《寿世保元》。屡用效佳。本方加甘草名导赤散。

5. 五淋散（一）

【组成】赤茯苓180克，赤芍药300克，山栀300克，当归

150 克（去芦），条芩 90 克，生甘草 150 克。一方有生地黄、泽泻、木通、滑石、车前子。

【制法】散剂。上药共研极细末，和匀过筛，贮瓶备用。

【用法】口服。每次服 9～15 克，每日服 2～3 次，白开水冲服。

【功能】清热利湿、凉血活血。

【主治】淋证。因肾气不足，膀胱有热，水道不通，淋沥不出，或尿如豆汁，或如砂石，或冷淋如膏，或热淋尿血等。

【附记】引自明代龚廷贤《万病回春》。屡用神效。

6. 五淋散（二）

【组成】山栀子仁 420 克（炒），淡竹叶 12 克，赤芍药 250 克，茯苓 250 克（去皮），山茵陈 60 克（去根），木通 120 克（去节），炙甘草 120 克，滑石 120 克。

【制法】散剂。上药共研极细末，和匀过筛，贮瓶备用。

【用法】口服。每次服 9 克，每日服 2 次，空腹开水冲服。

【功能】清热凉血、利尿通淋。

【主治】肾气不足，膀胱有热，水道不通，淋沥不宣，出少起多，脐腹急痛，蓄作有时，劳倦即发，或尿如豆汁，或如沙石。

【附记】引自日本丹波元坚《杂病广要》。屡用神效。

7. 必效散

【组成】当归、生地黄（酒洗）、赤茯苓（去皮）、滑石、牛膝（去芦）、山栀、麦门冬（去心）、枳壳、黄柏（酒炒）、知母（酒炒）、萹蓄、木通各等份。生甘草减半。

【制法】散剂。上药共研极细末，和匀过筛，贮瓶备用。

【用法】口服。每次服 9 克，每日服 2～3 次，空腹开水冲服。

【功能】凉血活血、清热养阴、利尿通淋。

【主治】一切淋证。

【加减】血淋加菖蒲，茅根汁；膏淋加萆薢；气淋加青皮；劳淋加人参；热淋加黄连；肉淋加连翘；石淋加石韦；车淋加车前；死血淋加桃仁、牡丹皮、玄胡索、琥珀，去黄柏、知母；老人气虚作淋，加人参、黄芪、升麻少许，去黄柏、知母、滑石、萹蓄。

【附记】引自明代龚廷贤《万病回春》。屡用神效。

8. 海金沙散

【组成】当归（酒洗）、大黄（酒浸）、川牛膝（酒洗）、木香、雄黄、海金沙各等份。

【制法】散剂。上药共研极细末，和匀过筛，贮瓶备用。

【用法】口服。每次服 4.5～6 克，临卧好白酒调服。

【功能】清热解毒、利尿通淋。

【主治】五淋。

【附记】引自明代龚廷贤《万病回春》。屡用神效。

9. 假苏散

【组成】荆芥、陈皮、香附、炒麦芽、瞿麦、木通、赤茯苓各等份。

【制法】散剂。上药共研极细末，和匀过筛，贮瓶备用。

【用法】口服。每次服 9 克，一日服 2～3 次，开水冲服。

【功能】顺气消胀、消热利尿。

【主治】气淋证，气滞不通，水道阻塞，脐下烦闷，胀痛。

【附记】引自清代程国彭《医学心悟》。屡用皆效。

10. 郁金黄连丸

【组成】郁金30克，黄连30克，黄芩60克，琥珀60克，大黄60克（酒浸），滑石120克，黑牵牛60克（炒），白茯苓120克。

【制法】水丸。上药共研细末，和匀过80～100目筛，水泛为丸，如梧桐子大，晒干，贮瓶备用。

【用法】口服。每次服9克（或50丸），每日服2次，空腹温开水送服。

【功能】清热泻火、利水通淋。

【主治】由心火炎上，肾水不升，致使水火不得相济，故火以炎上，水流下淋。膀胱受心火所炽，而脬囊中积热，或癃闭不通，或遗泻不禁，或白浊如泔水，或膏淋如脓，或如栀子汁，或如砂石米粒，或如粉糊相似者，俱热症，此药悉皆治之。

【加减】如用消导饮食，降心火，可加沉香15克。

【附记】引自日本丹波元坚《杂病广要》。屡用神效。

11. 地黄鹿茸丸

【组成】熟地黄30克，赤芍药30克，当归30克，赤茯苓30克，桃胶30克，鹿茸15克，血余120克。

【制法】糊丸。上药共研细末，和匀过80～100目筛，以白面糊和丸，如梧桐子大，晒干，贮瓶备用。

【用法】口服。每次服6克（或20丸），每日服2次，空腹食前用温酒或灯心汤送服。

【功能】滋阴助阳、活血通淋。

【主治】虚淋。

【附记】引自日本丹波元坚《杂病广要》。屡用效佳。

12. 气淋散

【组成】人参 3 克，黄芪 15 克，炒白术 10 克，菟丝子 10 克，补骨脂 6 克，益智仁 5 克，桑螵蛸 5 克，炙甘草 5 克。

【制法】散剂。上药共研极细末，和匀，贮瓶备用。

【用法】口服。每次服 3～6 克，每日服 2 次，空腹开水冲服。

【功能】益气健脾、补肾固摄。

【主治】气淋（脾肾两虚型）。

【附记】引自张奇文《幼科条辨》。张宜明方。屡用效佳。

13. 热淋散

【组成】穿心莲 6 克，龙胆草 6 克，石韦 6 克，大黄 3 克，白茅根 30 克，竹叶 6 克。

【制法】散剂。上药共研极细末，和匀，贮瓶备用。

【用法】口服。每次服 3～6 克，每日服 2～3 次，空腹开水冲服。

【功能】清肝泄热、利湿通淋。

【主治】热淋（肝经湿热下注型）。

【附记】引自张奇文《幼科条辨》。张宜明方。屡用效佳。

14. 血淋散

【组成】败酱草 30 克，龙胆草 6 克，槐米 6 克，白茅根 30

克，地榆 5 克，灯心草 3 克。

【制法】散剂。上药共研极细末，和匀，贮瓶备用。

【用法】口服。每次服 3～6 克，每日服 3 次，空腹开水冲服。

【功能】清热利湿、凉血止血。

【主治】血淋。

【附记】引自张奇文《幼科条辨》。张宜明方。屡用效佳。

15. 大黄丸

【组成】大黄 30 克，猪脊髓 1 具（用肥大的，瘦小的可用 2～3 条），淡竹叶适量。

【制法】髓丸。将大黄研为极细末，再将猪脊髓置石板上，用铁锤捣成膏状，然后加入大黄末捣匀，调和成丸，如弹子大（约 10 个）即可。收贮备用。

【用法】口服。体壮者 1 次服下，体弱者分 2 次或 3 次亦可。用淡竹叶 30 克煎汤，空腹送服。

【功能】清热泻火、扶正通淋。

【主治】风火淋证。

【附记】引自程爵棠《民间秘方治百病》。屡用效佳。忌食辛辣及一切刺激性食物，尤忌房事。

16. 二白散

【组成】白胡椒 15 克，白矾 15 克，火硝 9 克，樟丹 9 克。

【制法】散剂。上药共研极细末，和匀，贮瓶备用。

【用法】外用。用时取药末适量，用醋调和成糊状，放在手掌中，再将龟头放在手掌中攒住，至小腹有热感即将药洗净。

【功能】散寒、燥湿、消炎、通淋。

【主治】淋证白浊，初淋久淋均可用之。

【附记】引自程爵棠《民间秘方治百病》。屡用效佳。

17. 军砂散

【组成】川军 30 克，海金沙 24 克。

【制法】蛋清丸。上药共研细末，和匀过 80～100 目筛，用鸡蛋清调和为丸，如绿豆大，贮瓶备用。

【用法】口服。每料分 4 日服完。每日服 3 次，温开水送服。服完即愈。

【功能】清热泻火、利湿通淋。

【主治】淋病。

【附记】引自程爵棠《民间秘方治百病》。屡用效佳。

18. 通淋丸

【组成】螳螂果板 9 克，百鸟不落 6 克，土茯苓 9 克，银花 6 克，小合血 6 克，菟丝子 3 克，肉苁蓉 3 克，木通 6 克，水灯草 6 克，五指牛奶 6 克，苍耳子根 6 克。

【制法】水丸。上药共研细末，和匀过 80～100 目筛，水泛为丸，如梧桐子大，晒干，贮瓶备用。

【用法】口服。每次服 9 克，每日服 2～3 次，温开水送服。

【功能】清热利湿、补肾通淋。

【主治】久淋。

【附记】引自《集验中成药》。秦大霖家传秘方。屡用效佳。忌食生鸡、鲤鱼、羊、犬、鹅肉。

19. 功劳散

【组成】黄柏10克，十大功劳30克，木通15克，车前草15克，益母草15克，茯苓15克，薏苡仁15克，泽泻20克。

【制法】散剂。上药共研极细末，和匀过筛，贮瓶备用。

【用法】口服。每次服9克，每日服2～3次，开水冲服。

【功能】清热利湿、活血通淋。

【主治】热淋。

【加减】腹痛者，加广木香10克，枳壳12克；食欲不振者，加山楂15克，神曲15克；大便干结者，加虎杖15克，玄参15克，火麻仁15克；白带多者，加芡实15克，山药15克；尿色红赤者，加生地黄15克，小蓟15克，旱莲草15克。

【附记】引自《集验中成药》。陈景义方。经治33例，痊愈29例，好转2例，无效2例。总有效率为96.97%。

20. 二子散

【组成】车前子、菟丝子、小茴香各等份。

【制法】散剂。上药共研极细末，和匀，贮瓶备用。

【用法】口服。每次服6克，每日服3次，开水冲服。

【功能】温肾散寒、利尿通淋。

【主治】气淋。

【附记】引自《集验中成药》。屡用效佳。

21. 滑石散

【组成】滑石18克，车前子9克，生甘草9克。

【制法】散剂。上药共研极细末，和匀过筛，贮瓶备用。

【用法】口服。每次服 6 克，每日服 3 次，开水冲服。

【功能】清热利湿。

【主治】热淋。

【附记】引自《集验中成药》。屡用效佳，一方即本方去车前子，加桃仁 9 克，甘草改用 3 克。余同上。用之临床，效果甚佳。

22. 地黄膏

【组成】生地黄 500 克，鲜大蓟 1000 克。

【制法】膏滋。上药加水煎煮 3 次，滤汁去渣，合并 3 次滤液，加热浓缩成清膏，再加蜂蜜 300 克收膏即成。贮瓶备用。

【用法】口服。每次服 15～30 克，每日服 2 次，开水调服。

【功能】凉血止血。

【主治】血淋。

【附记】引自《集验中成药》。屡用效佳。

23. 血淋膏

【组成】生地黄 150 克，白茅根 150 克，萹蓄 250 克，鲜灯心草 500 克，鲜海金沙 600 克。

【制法】膏滋。上药加水煎煮 3 次，滤汁去渣，合并 3 次滤液，加热浓缩成清膏，再加蜂蜜 300 克收膏即成。贮瓶备用。

【用法】口服。每次服 15～30 克，每日服 2 次，开水调服。

【功能】清热利湿、凉血止血。

【主治】血淋。

【附记】引自《集验中成药》。屡用效佳。

24. 车茅散

【组成】白茅根 30 克，车前草 30 克，白花蛇舌草 20 克，野菊花 15 克，石韦 9 克，金银花 9 克。

【制法】散剂。上药共研极细末，和匀，贮瓶备用。

【用法】口服。每次服 9 克，每日服 2～3 次，开水冲服。

【功能】清热解毒、凉血止血、利尿通淋。

【主治】血淋。

【附记】引自《集验中成药》。屡用效佳。

25. 石韦散

【组成】木通 30 克，石韦 30 克（去毛），甘草 45 克，当归 45 克，王不留行 45 克，滑石 45 克，白术 45 克，瞿麦 45 克，赤芍药 45 克，冬葵子 45 克。

【制法】散剂。上药共研极细末，和匀，贮瓶备用。

【用法】口服。每次服 6～9 克，每日服 3 次，食前开水冲服。

【功能】清热利湿、活血凉血。

【主治】热淋。多因肾气不足，膀胱有热，水道不通，淋沥不宜，出少起数，脐腹急痛，蓄作有时，劳倦则发，或尿如豆汁，或便出砂石疼痛，兼治大病后余热为淋。

【附记】引自元代危亦林《世医得效方》。屡用神效。

八、泌尿系结石

泌尿系结石，包括肾结石、输尿管结石、尿道结石和膀胱结石等病在内，属中医五淋中的石淋（颗粒细小的称砂淋），是临床常见多发病。

病　因

多因脾虚湿聚，肝郁气滞，肾虚（包括肾阴虚和肾阳虚），膀胱气化失权，而致湿热下注，蕴结不解，与气血瘀滞，日久煎熬，郁结而成。又因人的体质强弱和邪郁部位不同，故又有多种结石之名。发病有较明显的地区性。我国南方发病率高于北方，可能与气温、水质、生活习惯、遗传等有关。

症　状

肾绞痛，胀痛，疼痛部位随病而异。如痛在腰部为肾结石，可沿输尿管方向放射痛；在下腹痛为膀胱结石，并向外阴及会阴部放射痛，且排尿中断；在尿道，为尿道结石，伴尿流不畅，且多见于男性。绞痛发作时，可出现坐立不安、恶心呕吐等症。输尿管结石，是结石所在部的绞痛，并向大腿内侧、腹股内放射；男性向阴茎、阴囊放射痛；女性向阴唇放射痛。如继发感染，则伴有尿频、尿急、尿痛、血尿等尿道刺激症状。

治疗方药

1. 蒲金散

【组成】海金沙9克，蒲黄9克，没药9克，琥珀3克。

【制法】散剂。上药共研极细末，和匀过筛，贮瓶备用。

【用法】口服。每次服6克，每日服3次，用开水冲服。

【功能】清热散瘀、利尿排石。

【主治】肾结石。

【附记】引自程爵棠《单方验方治百病》。屡用效佳。

2. 金珀消石散

【组成】海金沙100克，苏琥珀40克，净芒硝100克，南硼砂15克。

【制法】散剂。上药共研极细末，过筛和匀，贮瓶备用。

【用法】口服。每次服5～10克，每日服3次，用白开水送服。

【功能】活血杀菌、化石通淋。

【主治】砂石淋。其症轻微者，尿中常见砂粒，细小而易出，或偶感微痛，或排尿不畅；其症严重者，则屡发或突发腰部剧烈疼痛，下掣少腹，痛不可耐，小便癃闭，或尿中混血。

【附记】引自程爵棠《百病中医膏散疗法》。马骥方。屡用皆效。大凡砂石淋，多为实症，故本方由一派攻伐渗利之品组成。药专力猛，海金沙甘寒，利火通淋，为砂淋证之要药；琥珀甘平，活血散瘀，利尿通淋，既可排石，又能止痛；芒硝咸寒，《神农本草经》谓之能“除寒热邪气，逐二腑积聚，结痼留癖，能化十二种石”，故用以逐其化石；硼砂甘咸，因其为碱性，可

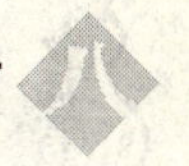

使黏膜去垢，口服用于尿道杀菌，特别是尿道酸性时，可使之成为碱性，这对于排石和防止继发尿路感染都是有益的，配伍为用，效果颇佳。

3. 结石消化散

【组成】蝼蛄（土狗）10只，广郁金9克，鸡内金15克，焙火硝9克（隔纸焙黄），琥珀6克，飞滑石9克，炮山甲6克（代），硼砂6克，川牛膝15克。

【制法】散剂。上药共研极细末，和匀过筛，贮瓶备用。

【用法】口服。每次服3～10克，每日早、中、晚空腹时各服1次。急性或湿热偏重时以金钱草、海金沙9～30克煎汤送服，慢性用淡盐水送服。病情严重时加服对症汤剂，奏效尤捷。

【功能】清热利湿、活血化瘀、通淋排石。

【主治】肾、输尿管、膀胱、尿道结石及胆囊、胆管结石，症见下腹或腰部或尿道等处绞痛，或胁下胀痛，或右上腹部疼痛，呈阵发性绞痛，反复发作，或突然剧烈绞痛，难以转侧，或伴尿频、尿急、尿痛，或尿血、尿黄，或尿中有砂石，或尿时有中断，或口干口苦、发热、黄疸、纳呆、恶心呕吐、厌食油腻、腹胀。舌红或暗红或有瘀点，苔白腻，或黄腻，或黄厚腻，脉弦紧或弦数。尿常规检查有红细胞，X线可见结石阴影。

【附记】引自程爵棠《秘方求真》。程爵棠方。用本方治疗各种结石260例，其中膀胱结石46例中，痊愈39例，显效4例，有效2例，无效1例；尿道结石45例中，痊愈38例，显效3例，有效3例，无效1例；输尿管结石51例中，痊愈40例，显效8例，有效1例，无效2例；肾结石35例中，痊愈24例，显效5例，有效1例，无效5例；胆道胆管结石83例中，痊愈55例，显效19例，有效5例，无效4例，总有效率达95%，其中痊愈率为75.38％。病非一日，贵在坚持用药。凡急性或慢性急性发作，疼痛剧烈者，若能配合对症汤剂内服，则奏效尤捷。治疗期间忌食油腻、辛辣食物。

4. 硝石散

【组成】火硝6克，滑石18克。

【制法】散剂。在铁勺上置纸一张，把火硝倒在纸上，不让接触铁器，放在文火上炒黄。炒黄的火硝6克与滑石18克，加水一大碗，煎汁10分钟，倒出药汁备用。

【用法】口服。上药为一日量，分2次服。连续服用至尿石排下为止。

【功能】清热化石。

【主治】膀胱，尿道结石。

【附记】引自程爵棠《百病中医膏散疗法》。吴金轩方。吴氏临床应用本方50余年，治疗泌尿系结石，疗效显著。其中膀胱、尿道结石疗效最佳，肾结石次之。方中火硝（又名硝石、焰硝），善能消物软坚，推新致新；滑石清热利尿，祛湿，祛膀胱之结石，二味配伍为用，具有清热化石之功。

5. 排石散（一）

【组成】干地龙30克，海金沙10克，银花10克，土茯苓15克。

【制法】散剂。上药共研极细末，和匀过筛，贮瓶备用。

【用法】口服。上药末加白糖200克和匀，一次性用开水冲服。3日服1次，以结石排净为度。

【功能】清热利湿、通淋排石。

【主治】泌尿系结石症（结石直径小于1厘米为宜）。

【附记】引自《中国当代中医名人志》。土荣华方。屡用效佳。在服药期间，忌食酸性食物及辛辣、油腻食物。每日饮开水3000～5000毫升。

6. 硝金散（一）

【组成】鸡内金、芒硝各等份。

【制法】散剂。上药共研极细末，和匀过筛，贮瓶备用。

【用法】口服。每次服6克，每日服2次，用金钱草50克煎汤送服。

【功能】清热利湿、化石排石。

【主治】泌尿系结石。

【附记】引自程爵棠《民间秘方治百病》。屡用效佳。

7. 琥硝散

【组成】琥珀30克，芒硝100克，硼石20克，海金沙10克。

【制法】散剂。上药共研极细末，和匀过筛，贮瓶备用。

【用法】口服。每次服6克，每日服3次，开水冲服。

【功能】清利湿热、通淋排石。

【主治】泌尿系结石。

【附记】引自程爵棠《民间秘方治百病》。屡用效佳。

8. 加味失笑散

【组成】芒硝20克，西瓜皮30克，五灵脂10克，蒲黄

10克。

【制法】散剂。上药共研极细末，和匀过筛，贮瓶备用。

【用法】口服。每次服6克，每日服2次，用川金钱草30～50克煎汤送服。

【功能】清热利水、通淋排石、散瘀止痛。

【主治】膀胱结石，小便不利。

【附记】引自程爵棠《民间秘方治百病》。屡用效佳。

9. 九味排石散

【组成】石韦25克，王不留行50克，滑石30克，泽泻15克，车前子15克，沉香15克（无沉香可用木香代），丹参20克，海金沙20克，牛膝20克。

【制法】散剂。上药共研极细末，和匀过筛，贮瓶备用。

【用法】口服。每次服9克，每日服3次，开水冲服。

【功能】清热利湿、降气散瘀、通淋排石。

【主治】泌尿系结石。

【附记】引自《集验中成药》。屡用效佳，治愈率可达93%以上。少数患者有复发，继服本方仍可治愈。

10. 白仙口服液

【组成】白芍药100克，威灵仙60克，白茅根60克，生甘草20克。

【制法】浓缩液。上药加水煎煮3次，滤汁去渣，合并3次滤液，加热浓缩成口服液。每毫升含生药2克。贮瓶备用。

【用法】口服。每次服20毫升，每日服2～3次。半个月为1疗程。

【功能】清热凉血、缓急止痛。

【主治】泌尿系结石。

【附记】引自《集验百病良方》。屡用效佳。坚持服用，疗效满意。

11. 二草糖浆

【组成】鲜鹅不食草 200 克（干品 100 克），金钱草 50 克，石韦 50 克。

【制法】糖浆。上药加水煎煮 3 次，滤汁去渣，合并 3 次滤液，加热浓缩成糖浆，再加白糖 100 克至溶和匀即可。贮瓶备用。

【用法】口服。每次服 15～30 毫升，每日服 2 次。10 日为 1 疗程。

【功能】清热利湿、通淋排石。

【主治】泌尿系结石。

【附记】引自《集验百病良方》。屡用效佳，治愈显效率可达 100%。

12. 地锦口服液

【组成】鲜地锦草 150 克，白茅根 100 克，金钱草 150 克。

【制法】浓缩液。上药加水煎煮 3 次，滤汁去渣，合并 3 次滤液，加热浓缩成口服液，每毫升含生药 2 克。贮瓶备用。

【用法】口服。每次服 20 毫升，每日服 2～3 次。10 天为 1 疗程。

【功能】清热凉血、利湿排石。

【主治】泌尿系结石。

【附记】引自《集验百病良方》。屡用效佳。

13. 溶石丸

【组成】鳖甲20克，夏枯草30克，生薏苡仁30克，白芷15克，金钱草50克，海金沙30克，苍术30克，滑石30克。

【制法】水丸。上药共研细末，和匀过80～100目筛，水泛为丸，如梧桐子大，晒干，贮瓶备用。

【用法】口服。每次服9克，每日服2～3次，温开水送服。

【功能】清热利湿、通淋溶石。

【主治】泌尿系结石。

【附记】引自《集验中成药》。临床反复验证，疗效颇佳。

14. 排石口服液（一）

【组成】海金沙50克，金钱草50克，萹蓄50克，三棱30克，莪术30克，川牛膝30克，五灵脂30克，生蒲黄30克，木通20克，穿山甲20克，枳实20克，车前子15克，地龙15克，桂枝10克。

【制法】口服。上药加水煎煮3次，滤汁去渣，合并3次滤液，加热浓缩成口服液。每毫升含生药2克。贮瓶备用。

【用法】口服。每次口服20～30毫升，每日服2～3次，10天为1疗程。

【功能】活血化瘀、清热利湿、通淋排石。

【主治】泌尿系结石。

【加减】结石初起，去桂枝；大便秘结，加大黄10克（后入）；后期出现倦怠乏力加黄芪30克。

【附记】引自《集验百病良方》。屡用效佳，治愈率可达

72%以上。

15. 冬葵排石丸

【组成】冬葵子20克，石韦15克，车前草15克，海金沙15克，金钱草15克，川续断15克，白术15克，王不留行15克，川牛膝15克，鳖甲15克，滑石30克，胡桃肉10克，琥珀末5克。

【制法】水丸。上药共研细末，和匀过80～100目筛，水泛为丸，如梧桐子大，晒干，贮瓶备用。

【用法】口服。每次服9克，每日服2～3次，温开水送服。

【功能】利湿清热、活血通络、补肾排石。

【主治】泌尿系结石。

【附记】引自《集验中成药》。屡用效佳。

16. 蒲金膏

【组成】蒲公英300克，金钱草300克，海金沙300克，鸡内金300克，白芍药250克，滑石250克，牛膝150克，车前子150克，丹参150克，王不留行150克，甘草梢100克。

【制法】膏滋。上药除鸡内金外，余药加水煎煮3次，滤汁去渣，合并3次滤液，加热浓缩成清膏，再将鸡内金研为细粉，撒入清膏中和匀，然后加蜂蜜300克收膏即成。贮瓶备用。

【用法】口服。每次服15～30克，每日服2～3次，开水调服。半个月为1疗程。

【功能】清热利湿、活血柔阴、化石排石。

【主治】泌尿系结石。

【附记】引自《集验中成药》。屡用效佳。

17. 金钱膏

【组成】金钱草600克，威灵仙400克，海金沙300克，牛膝300克，石韦150克，木通150克，鸡内金150克，黄芪200克，白芍药200克，丹参100克，王不留行100克，三棱100克，莪术100克，乌梅100克，琥珀末6克。

【制法】膏滋。上药除鸡内金、琥珀末外，余药加水煎煮3次，滤汁去渣，合并3次滤液，加热浓缩成清膏，再将鸡内金、琥珀共研细末，撒入清膏中和匀，然后加蜂蜜300克收膏即成。贮瓶备用。

【用法】口服。每次服15～30克，每日服3次，白开水调服。

【功能】清热利湿、活血化瘀、化石排石。

【主治】泌尿系结石。

【附记】引自《临床验方集》。屡用效佳。

18. 利化片

【组成】金钱草60克，海金沙15克，滑石15克，冬葵子15克，石韦15克，通草10克，车前子30克，熟军10克，枳壳10克，厚朴10克，生地黄12克，生甘草6克。

【制法】片剂。上药除滑石、熟军外，余药加水煎煮3次，每次文火煮沸1小时，过滤取汁，合并3次滤液，加热浓缩成稠膏，再将滑石、熟军共研为细末，与适量淀粉，一并撒入稠膏，混合均匀，烘干研细，按湿法制成颗粒、干燥、整粒。另加滑石粉适量，和匀，压制成片，每片重约0.4克，贮瓶备用。

【用法】口服。每次服8～10片，每日服3次，温开水送服。每日饮磁化水2000～4000毫升。10日为1疗程。

【功能】清热利湿、凉血理气、利尿排石。

【主治】尿路结石。

【加减】血虚者加熟地黄20克，何首乌15克；气虚者加黄芪30克，党参15克；脾虚纳少者，加白术15克，山药20克；偏肾阳虚者，加菟丝子30克，补骨脂15克；偏肾阴虚者，加女贞子30克，旱莲草30克；血尿者，加大、小蓟各15克，仙鹤草30克；结石久不移动者，加桃仁10克，红花10克，三棱10克，莪术10克。

【附记】引自《集验中成药》。刘宛华方。治疗122例，治愈94例（占77%），有效17例（占14%），无效11例（占9%）。从治愈病例收集到结石60枚，最大颗粒1.3×0.8×0.6cm，其中11例排出的结石或呈粉末状，或为碎石颗粒。

19. 排石煮散

【组成】①车前子、泽泻、滑石、冬葵子、王不留行、枳壳、莱菔子、怀牛膝、金钱草、石韦各5克。②乌药、川楝子、白芷各3克，木香、青皮、怀牛膝、冬葵子、金钱草、泽泻各5克，车前子、滑石各10克。③厚朴、白芷各2克，山甲片、皂角刺、桃仁、制乳香、制没药、川牛膝、枳壳、青皮各3克，三棱、莪术、赤芍药、生薏苡仁、车前子各5克，金钱草10克。

【制法】散剂。上列3方各共研为粗末，备用。

【用法】口服。同时随症取用，水煎服，每日服3次，每日1～2包。对结石较大而体质壮者，可给以①、③方合用；对结石不移动，停留时间较久，近日绞痛发作较重者，给予②、③方合用。

【功能】①清热利湿、理气排石。②理气消胀、利湿排石。③活血化瘀、利尿排石。

【主治】输尿管结石（发病时间短，结石较小，形状规则，近期有绞痛发作，伴有尿路感染症状者，用方①；近期绞痛发作频繁，结石有移动者，用方②；日久不愈，结石不移动，绞痛较重者，用方③）。

【附记】引自《中医杂志》。刘献仿方。屡用效佳。

20. 排石散（二）

【组成】冬葵子 18 克，石韦 12 克，滑石 15 克，川续断 12 克，白术 12 克，鳖甲 15 克，王不留行 12 克，川牛膝 12 克，生蒲黄 10 克，胡桃肉 10 克，琥珀末 3 克。

【制法】散剂。上药共研极细末，和匀过筛，贮瓶备用。

【用法】口服。每次服 9 克，每日服 2～3 次，开水冲服，半个月为 1 疗程。

【功能】通络利尿。

【主治】尿路结石。

【加减】有时显瘀血指征者，加三棱 9 克，莪术 9 克；湿热表现明显者，加金钱草 30 克。配伍针灸治之。

【附记】引自《集验中成药》。屡用效佳。

21. 三金口服液（一）

【组成】金钱草 30 克，海金沙 30 克，鱼脑石 30 克，生鸡内金 10 克，木通 6 克，萹蓄 12 克，瞿麦 10 克，黄柏 10 克，赤茯苓 12 克，泽泻 10 克，枳实 10 克，琥珀块 6 克。

【制法】浓缩液。上药除鸡内金、琥珀外，余药加水煎煮 3 次，滤汁去渣，合并 3 次滤液，加热浓缩成口服液，再将生鸡内金、琥珀共研为细末，撒入口服液中和匀。每毫升含生药 2 克。

贮瓶备用。

【用法】口服。每次服 20 毫升，每日服 2 次。2 周为 1 疗程。

【功能】清热利湿、排石化石。

【主治】泌尿系结石。

【加减】恶心者，去枳实，加竹茹 15 克，枳壳 10 克；血尿者，加生地炭 15 克，黑山栀 15 克，白茅根 15 克或小蓟、大蓟各 15～30 克；尿痛者，加甘草梢 10 克；腹胀者，加香附 15 克，乌药 10 克，冬葵子 10 克。

【附记】引自《集验中成药》。韩树勤方。屡用效佳。

22. 排石散（三）

【组成】瞿麦 10 克，前仁 10 克，栀子 10 克，金钱草 50 克，鸡内金 10 克，琥珀末 5 克，生地黄 15 克，淮牛膝 10 克，黄柏 10 克，木通 10 克，海金沙 15 克，甘草梢 10 克。

【制法】散剂。上药共研极细末，和匀过筛，贮瓶备用。

【用法】口服。每次服 9 克，每日服 2～3 次，开水冲服。小儿酌减。

【功能】清热利湿、化石排石。

【主治】泌尿系结石。

【加减】若绞痛剧烈者，加延胡索 15 克，重用琥珀至 10 克；大便秘结者，加生大黄 10 克；若尿检红细胞强阳性者，加白茅根 30 克；白细胞阳性者，加银花 15～30 克；孕妇减去淮牛膝；神倦纳呆者，加太子参 15 克，淮山药 15 克，云茯苓 15 克。

【附记】引自《集验中成药》。汪忻吉方。屡用效佳。

23. 路通丸

【组成】路路通15克，鸡内金10克，天台乌药15克，丹参15克，穿山甲30克，石韦20克，滑石30克。

【制法】水丸。上药共研细末，和匀过80～100目筛，水泛为丸，如梧桐子大，晒干，贮瓶备用。

【用法】口服。每次服9克，每日服2～3次，温开水送服。儿童酌减。

【功能】理气活血、祛瘀散结排石。

【主治】泌尿系统结石。

【加减】气虚者，加黄芪30～50克，党参30克；脾虚者，加白术15克，淮山药15克，云茯苓15克；血虚者，加当归15克，熟地黄20克，枸杞子15克；肾阴虚者，加女贞子15克，旱莲草15克或六味地黄丸6克（另服）；肾阳虚者，加补骨脂15克，沙苑15克，白莲须15克，熟附子15克；气虚下陷者，加服补中益气丸；绞痛或疼痛者，加琥珀10克，田七5克，延胡索10克，降香15克，乳香10克，七味莲30克；止血者，加侧柏叶10克，藕节10克，小蓟10克；合并感染（湿热蕴结）者，加紫花地丁15克，蒲公英15克，栀子15克，白头翁15克，白花蛇舌草30克。

【附记】引自《名医治验良方》。潘国良方。屡用效佳，治愈率达61%以上。孕妇及妇女月经过多应慎用。

24. 通淋益肾冲剂

【组成】金钱草30克，海金沙草30克，车前草30克，石韦30克，留行子15克，补骨脂15克。

【制法】冲剂。上药依法制成颗粒（冲剂）。每袋 15 克，封口备用。

【用法】口服。每次服 1 袋，每日服 2～3 次，开水冲服。

【功能】通淋排石、清热利湿补肾。

【主治】泌尿系结石。

【加减】久病肾虚症状突出者，加熟地黄 9 克，锁阳 9 克，川续断 9 克，狗脊 9 克，当归 9 克，赤芍药 9 克，川牛膝 10 克。

【附记】引自《名医治验良方》。周智恒方。屡用效佳，排石率为 62%以上。同时对消退肾盂积水有较好的效果。

25. 海石散

【组成】海浮石 15 克，穿破石 30 克，滑石 15 克，石韦 30 克，芒硝 15 克，生鸡内金 15 克，广郁金 15 克，延胡索 30 克，鱼脑石 15 克，川牛膝 15 克，琥珀 10 克，海金沙 30 克。

【制法】散剂。上药共研极细末，和匀过筛，贮瓶备用。

【用法】口服。每次服 9 克，每日服 3 次，空腹开水冲服。10 日为 1 疗程。

【功能】清热利湿、溶石排石、理气止痛。

【主治】泌尿系结石。

【附记】引自《临床验方集》。程爵棠方。多年应用，疗效颇佳。

26. 化石丹

【组成】鸡内金 60 克，郁金 60 克，火硝 60 克，穿山甲 60 克，大黄 60 克，甘草 30 克。

【制法】散剂。上药共研极细末，和匀，贮瓶备用。

【用法】口服。每次服10克，每日服2次，温开水送服。

【功能】消积化石、攻坚散结。

【主治】胆结石，泌尿系结石。

【附记】引自程宝书《新编汤头歌诀四百首》。屡用效佳。

27. 化石散

【组成】煅枯矾、芒硝、血余炭、虎杖、郁金、琥珀各120克。

【制法】散剂。上药共研极细末，和匀，贮瓶备用。

【用法】口服。每次服6克，每日服3次，温开水送服。

【功能】理气活血、利湿化石。

【主治】慢性结石，如胆结石、尿路结石等。

【附记】引自《名医治验良方》。陈茂梧方。屡用效佳。

28. 尿石丸

【组成】风化硝30克，瓦楞子30克，旱莲草60克，海浮石30克，滑石块60克，淡猪苓30克，红苏木60克，建泽泻30克，淡苁蓉60克，枸杞子60克，山萸肉30克，菟丝子60克，陈阿胶60克，炒地榆60克，云茯苓30克，老紫草30克，瞿麦穗30克，海金沙30克，川续断30克，川杜仲30克，车前子30克，炙甘草梢30克。

【制法】汁丸。上药共研细末，和匀，以金樱子膏600克，合为小丸，晒干，贮瓶备用。

【用法】口服。每次服6克，每日早、晚各服1次。每日以金钱草120克，煮水代茶饮。

【功能】清热利尿、益肾消石。

【主治】肾虚石淋（输尿管结石）。

【附记】引自祝谌予《施今墨临床经验集》。屡用屡验。

29. 益肾丸

【组成】上肉桂30克，瓦楞子30克，风化硝60克，盔沉香15克，肥知母30克，青皮15克，旱莲草60克，淡苁蓉60克，滑石块60克，建泽泻30克，荜澄茄15克，白檀香15克，海金沙30克，没药30克，陈阿胶60克，云苓块60克，海浮石30克，鱼枕骨30克，山萸肉30克，台乌药30克，菟丝子60克，老紫草30克，炙甘草梢30克。

【制法】蜜丸。上药共研细末，和匀，炼蜜为丸，每丸重10克。分装备用。

【用法】口服。每次服1丸，每日早、晚各服1丸，温开水化服。

【功能】滋肾助阳、顺气散瘀、利尿排石。

【主治】输尿管结石。

【附记】引自祝谌予《施今墨临床经验集》。屡用效佳。

30. 益肾化石膏

【组成】熟地黄200克，山茱萸150克，杜仲100克，川续断150克，桑寄生150克，金钱草300克，海金沙300克，茯苓200克，泽泻100克，怀山药200克，鸡内金100克，王不留行100克，当归100克，制香附60克，胡桃肉15克，龟板胶150克。

【制法】膏滋。上药除龟板胶、胡桃肉外，余药加水煎煮3次，滤汁去渣，合并3次滤液，加热浓缩成清膏，再将龟板胶加适量黄酒浸泡后隔水炖烊，胡桃肉研碎后，一并冲入清膏和匀，然后加蜂蜜300克收膏即成。贮瓶备用。

【用法】口服。每次服15～30克，每日服2次，开水调服。一料服完，可再制一料，直到见效为止。

【功能】滋阴益肾、清热利湿、化石排石。

【主治】尿路结石（虚症），多因肾虚阴亏或命门火衰，气化失司所致。病史较长，结石长期停留体内，常伴有腰痛腿重，头晕耳鸣。

【加减】若见消瘦，面红，五心烦热者，加炒黄柏100克，知母100克；如四肢欠温，形寒怕冷者，去龟板胶，加鹿角胶200克，淫羊藿150克；如小便艰涩者，加瞿麦150克，木通60克，车前子300克。

【附记】引自汪文娟《中医膏方指南》。屡用效佳。

31. 排石膏

【组成】金钱草300克，石韦150克，海金沙150克，冬葵子150克，鸡内金100克，车前子300克，滑石150克，马兰花150克，白韦根150克，川牛膝150克，乌药100克，木香30克。

【制法】膏滋。上药加水煎煮3次，滤汁去渣，合并3次滤液，加热浓缩成清膏，再加蜂蜜300克收膏即成。贮瓶备用。

【用法】口服。每次服15～30克，每日服2次，开水调服。

【功能】清热利湿、利尿排石。

【主治】尿路结石（实症）。多因湿热下注或肝郁气滞化火，热移下焦，煎熬尿液所致。结石频繁发作，伴有明显腰痛，痛引少腹，小便混赤甚至血尿。

【加减】如腰腹疼痛剧烈者，加川楝子150克，延胡索150

克，琥珀60克，三七90克；如小便中出现大量红细胞者，加萆薢150克，茜草150克，旱莲草300克，小蓟300克。

【附记】 引自汪文娟《中医膏方指南》。屡用效佳。在服药期间，应做好自我调摄，有利于提高和巩固治疗效果。要大量饮用含矿物质少的磁化水，既能避免聚成结石，又有利于充分的排尿，去除尿中的杂物、异物；加强运动，多做跳跃、打球运动，以促使结石下移排出；如是含钙类结石患者，应少吃牛奶及钙类食物；草酸钙结石患者，应少吃菠菜、芹菜、红茶等；尿酸结石患者，应少吃动物类、豆类和咖啡、可可等，多吃水果蔬菜。结石直径大于0.8厘米的患者，或尿路结石引起反复感染肾积水者，应尽快手术取石或震波碎石。

32. 砂淋丸

【组成】 黄色生鸡内金30克，生黄芪240克，知母240克，生杭芍18克，硼砂18克，朴硝15克，硝石15克。

【制法】 蜜丸。上药共研细末，和匀过筛，炼蜜为丸，如梧桐子大，贮瓶备用。

【用法】 口服。每次服9克，每日服2次，食前温开水送服。

【功能】 扶正化石。

【主治】 砂淋，石淋。

【附记】 引自张锡纯《医学衷中参西录》。屡用效佳。

33. 凿石丸

【组成】 木贼草10克，冬葵子15克，川牛膝10克，云茯苓10克，飞滑石10克，海金沙10克，川泽泻10克，车前仁10克，真琥珀2克，上沉香2克，川郁金10克，干地龙10克，火煸硝 6 克，鸡内金 6 克，苦桔梗 10 克，甘草梢 6 克。

【制法】水丸。上药除火硝、滑石、琥珀外，皆用文火焙黄，再合琥珀共研细末，过筛。待火硝化水和丸，如绿豆大，再以滑石为衣，干后，贮瓶备用。

【用法】口服。每次服 10～15 克，一日服 2 次，饭前 1 小时温开水送服。

【功能】清热利湿、化石通淋。

【主治】尿路结石（下焦湿热型）。症见尿频尿急，淋漓不断，腰痛，少腹痛急等症。

【附记】引自《言庚孚医疗经验集》。多年应用，收效甚佳。

34. 化石丸

【组成】醋鳖甲 30 克，蝼蛄 30 克，鸡内金 30 克，金钱草 30 克，夏枯草 30 克，海金沙 30 克，乌梅 15 克，山楂 15 克，威灵仙 15 克，琥珀 15 克，苡仁 15 克，地龙 15 克，醋炮山甲 10 克，硼砂 10 克，火硝 10 克，乳香 10 克，没药 10 克。

【制法】蜜丸。上药共研细末，和匀过筛，炼蜜为丸，如梧桐子大。贮瓶备用。

【用法】口服。每次服 6～9 克，每日早、晚空腹用化石汤送服。1 个月为 1 疗程。

【功能】软坚化石、益气温肾、祛瘀通淋。

【主治】泌尿系结石。

【附记】引自《中国当代中医名人志》。王敬璇方。屡用效佳。附化石汤：金钱草 30 克，生地黄 25 克，石韦 15 克，冬葵子 15 克，白芍药 15 克，黄芪 15 克，地龙 15 克，党参 10 克，枸杞子 10 克，麦门冬 10 克，滑石 10 克，三棱 10 克，莪术 10 克，牛膝 10 克，王不留行 10 克，甘草梢 10 克，火硝 6 克，小茴6克，肉桂6克。水煎服，每日1剂。功能、主治同上。

35. 金桃化石丹

【组成】金钱草30克，海金沙30克，鸡内金30克，滑石30克，生山药30克，硼砂30克，核桃仁100克。

【制法】水丸。上药共研细末，和匀，水泛为小丸，晒干，贮瓶备用。

【用法】口服。每次服6克，一日服2次，温开水送服。

【功能】清热利湿、化石排石。

【主治】腰痛、腹痛、小便涩痛，时有发作，久治不愈，B超诊为肾结石、输尿管结石、膀胱结石、尿道结石者。

【附记】引自秦世云《临证要方》。多年应用，疗效颇佳。

36. 金钱草片

【组成】金钱草1000克。

【制法】片剂。取金钱草加入8倍量水，保持100℃提取2小时，滤取药液另置；残渣再加6倍量水，按同一操作提取1小时，复滤取药液，与前液合并；然后检查药液，必要时可再加提取一次；集合各次水提液，浓缩成比重达1.10～1.20时，加95%乙醇等量沉淀杂质，静置8～24小时后，抽取上清液过滤，沉淀用45%乙醇洗涤2～3次，将沉淀中可溶性成分洗出；滤液与洗液合并，回收乙醇，并浓缩成稠膏，取少许测定含量后，调整至规定量，加辅料适量混匀，制成颗粒，干燥，整粒，压制成片即得。每片含总提取物100毫克。贮瓶备用。

【用法】口服。每次服6～10片，每日服2次，温开水送服。或遵医嘱。

【功能】利尿通淋、排石止痛、祛湿热退黄疸、清热消肿。

【主治】跌打损伤，疟疾，产后惊风，便毒痔漏，白浊，热淋，哮喘，肾结石等症。

【附记】引自曹春林《中药制剂汇编》。屡用皆效。

37. 复方石淋通片

【组成】金钱草1500克，土忍冬500克，海金沙藤500克，滑石粉适量，石韦500克。

【制法】片剂。先取金钱草、海金沙藤、土忍冬、石韦切碎，用热水提取，提取液蒸浓，乙醇处理除去杂质，回收乙醇，制成浸膏，加适量辅料混匀，依法制粒压制1000片，备用。

【用法】口服。每次服6片，每日服3次，温开水送服。或遵医嘱。半个月为1疗程。

【功能】利水通淋。

【主治】泌尿系结石及肝胆结石。

【附记】引自曹春林《中药制剂汇编》。屡用效佳。

38. 排石冲剂

【组成】金钱草60克，车前子9克，木通9克，徐长卿9克，石韦9克，瞿麦9克，银花藤15克，滑石15克，冬葵子9克，甘草15克。

【制法】冲剂。取上列经加工整理后的药材，置于锅中，加水煎煮两次，第一次加10倍量水（一般高于药材4～6寸），煮沸3小时，第二次加8倍量水（一般高出药材2～3寸），煮沸2小时，两次煎液滤过合并，静置沉淀24小时后，取上清液滤过浓缩收膏至波美40度，比重1.381，浸膏出粉率约10%。再取

浸膏、白糖、糊精（1∶2∶0.5）混合均匀，置蒸气干燥箱内100℃以内烘干，过10目颗粒筛，包装即得。塑料袋装，每袋20克（相当于原生药58.73克）。本品呈棕褐色颗粒状。用开水冲化后为红棕色液体。

【用法】 口服。每次服1袋（20克），每日服3次，开水冲服。或遵医嘱。

【功能】 利水、通淋、排石。

【主治】 泌尿系结石。

【附记】 引自曹春林《中药制剂汇编》。屡用效佳。

39. 复方金钱片

【组成】 金钱草5000克，白茅根3000克，海金沙藤1500克，滑石粉500克。

【制法】 片剂。将上药切碎，晒干，研细，过120目筛，得1/4原粉，剩余粗粉及切碎品用煎煮法制成稠膏，加原粉及适量淀粉，调匀制成颗粒，干燥，整粒，加入滑石粉和匀，压制成片。每片重0.50克，贮瓶备用。

【用法】 口服。每次服4～8片，每日服3次，温开水送服。

【功能】 利尿通淋。

【主治】 尿路结石。

【附记】 引自《中草药制剂学》。屡用效佳。本品亦可制成纯浸膏后加入10％微晶纤维素及适量润滑剂用干压法压片即可。

40. 排 石 片

【组成】 金钱草1000克，木通300克，海金沙500克，滑石粉300克，车前草300克，硬脂酸镁适量，地龙300克。

【制法】片剂。将地龙烘干，研细粉，过筛，备用。取金钱草、海金沙、车前草、木通、滑石粉加水煎煮两次，每次煮沸1小时，过滤，两次滤液合并，浓缩至约260毫升，加地龙粉混匀，烘干，研碎过18目筛，加硬脂酸镁，混匀，压制成片（计1000片），每片重0.45克，贮瓶备用。

【用法】口服。每次服6～8片，每日服3次，温开水送服。

【功能】清热利水、通淋排石。

【主治】尿路结石。

【附记】引自《湖南中草药制剂方剂选编》。屡用效佳。

41. 石淋通片

【组成】广金钱草3200克。

【制法】片剂。取金钱草，加水煎煮2次，每次煮沸1小时，合并煎煮液，滤过，滤液减压浓缩，加85%乙醇5倍量，充分搅拌，静置24小时，滤过，滤液回收乙醇，浓缩成稠膏状，加适量的辅料混匀，制成颗粒，干燥，整粒，压制成片（计1000片），每片重0.5克，本品为棕褐色药片。贮瓶备用。

【用法】口服。每次服5片，每日服3次，温开水送服。

【功能】利水、清热、通淋、排石。

【主治】泌尿系结石，胆囊炎，肾盂肾炎等。

【附记】引自《中草药通讯》。屡用效佳。

42. 四季红片

【组成】四季红、川金钱草、石韦各10000克。

【制法】片剂。将上药切碎，加水（超过药面2～3寸煎煮3次，每次煮沸1～1.5小时），过滤取汁，合并3次滤液，加热浓缩成稠膏状，加入15%的淀粉浆，按湿法制粒，烘干，过14～18目筛，干燥，整粒（过80目筛筛去细粉），加入0.5%的硬脂酸镁，拌匀后压片，共制10000片，每片重0.45克（相当于含原生药3克），贮瓶备用。

【用法】口服。每次服6～8片，每日服3次，温开水送服。

【功能】清热利尿、通淋排石。

【主治】尿路感染及尿路结石。

【附记】引自《临床验方集》。笔者师传秘方。临床验证，效果颇佳。

43. 琥硼二金膏

【组成】芒硝30克，金钱草30克，海金沙30克，琥珀15克，硼砂15克，川牛膝15克。

【制法】散剂。上药共研细末，和匀，贮瓶备用。

【用法】外用。用时取药末30克，以醋适量调和成软膏状，外敷于双足心涌泉穴和肚脐上。上盖敷料，胶布固定，每日换药1次，10次为1疗程。

【功能】清热利湿、通淋排石。

【主治】泌尿系结石。

【附记】引自程爵棠《足底疗法治百病》。笔者经验方。屡用屡验，一般连用1疗程后即可见效。坚持施用，可收全功。若能在足底按摩后敷药，可提高疗效。若加用本散内服（每次服6克，日服2次），效果尤佳。

44. 石韦散（一）

【组成】石韦60克，冬葵子60克，滑石150克，瞿麦30

克，车前子90克。

【制法】散剂。上药共研极细末，和匀过筛，贮瓶备用。

【用法】口服。每次服9克，每日服3次，温开水送服。

【功能】清热利水、排石通淋。

【主治】热淋，石淋。症见小便频数，淋沥涩痛，或尿中见有砂石，苔黄尿赤，或有发热。可用于泌尿系统结石，泌尿系感染等病症。

【加减】若见热淋，加萹蓄、生甘草；发热加黄芩、栀子或鱼腥草、蒲公英；石淋加金钱草、海金沙、生鸡内金；尿血加琥珀、小蓟。

【附记】引自程爵棠《程氏集验妙方歌诀》。屡用效佳。孕妇慎用。

45. 滑石黄柏散

【组成】滑石30克，甘草5克，黄柏9克，海金沙10克。

【制法】散剂。上药共研极细末，和匀过筛，贮瓶备用。

【用法】口服。每次服6～9克，每日服2次，开水冲服。

【功能】清热通淋。

【主治】小便频数短赤，淋痛不畅，烦躁口渴，甚则恶寒发热，舌红苔黄。可用于输尿管结石，尿路结石，银屑病等病症。

【加减】若见小便带血，加金钱草、大蓟、小蓟；尿道灼痛，口渴烦躁，加黄连、木通；大便秘结，加生大黄。

【附记】引自《中医方剂手册》。验方。屡用效佳。临床应用：若诊断为输尿管结石，再加金钱草、鸡内金；尿路结石，再加冬葵子、石韦、通草、车前子；银屑病，加苍术、生苡仁、丹皮、连翘。可供参考。

46. 琥珀散

【组成】琥珀30克，石韦30克，滑石30克，冬葵子30克，瞿麦30克，当归15克，赤芍药15克，木香15克。

【制法】散剂。上药共研极细末，和匀，贮瓶备用。

【用法】口服。每次服6克，每日服3次，葱白汤调下。

【功能】利水通淋、活血行气。

【主治】小便淋沥，脐腹急痛。可用于急性膀胱炎泌尿系统结石等病症。

【加减】临床应用，可随症加减。

【附记】引自宋代王怀隐《太平圣惠方》。屡用神效。

47. 附金膏

【组成】熟附子15克，金钱草30克，泽泻10克，生地20克，滑石15克。

【制法】散剂。上药共研细末，和匀，贮瓶备用。

【用法】外用。用时取药末20克，以葱白捣烂，绞汁，调和成膏状，外敷于两足心涌泉穴上，上盖敷料，胶布固定，每日换药1次，10次为1疗程。

【功能】温阳利水排石。

【主治】肾结石，并治肾盂积水。

【附记】引自程爵棠《足底疗法治百病》。笔者经验方。多年应用，屡收良效。

48. 留行散

【组成】王不留行、鸡内金各等份。

【制法】散剂。上药共研极细末，和匀过筛，贮瓶备用。

【用法】口服。每次服 9 克，每日服 2 次，用金钱草 30 克煎汤冲服。半个月为 1 疗程。

【功能】清热散瘀、化石排石。

【主治】肾结石。

【附记】引自程爵棠《单方验方治百病》。屡用有效，久用效佳。若配用鲜车前草 60 克，洗净捣烂，敷于脐部，每日换药 1 次。内外并治，效果尤佳。

49. 鱼脑石散

【组成】鱼脑石、鸡内金、海金沙（或芒硝）各等份。

【制法】散剂。上药共研极细末，和匀，贮瓶备用。

【用法】口服。每次服 6 克，每日服 2 次，开水冲服。

【功能】清热利尿、化石排石。

【主治】泌尿系结石。

【附记】引自程爵棠《单方验方治百病》。屡用效佳。

50. 硝金散（二）

【组成】海金沙 25 克，芒硝 25 克，鸡内金 20 克，琥珀 15 克，硼砂 10 克。

【制法】散剂。上药共研极细末，和匀，贮瓶备用。

【用法】口服。每次服 6～9 克，每日服 3 次，开水冲服。

【功能】清热利湿、化石排石。

【主治】肾结石。

【附记】引自《集验中成药》。屡用效佳。

51. 海金排石丸

【组成】金钱草 50 克，海金沙 9 克，冬葵子 9 克，车前子 9 克，萆薢 9 克，石韦 9 克，萹蓄 9 克，瞿麦 9 克，滑石 9 克，甘草梢 6 克。

【制法】水丸。上药共研细末，和匀过 80～100 目筛，水泛为丸，如梧桐子大，晒干，贮瓶备用。

【用法】口服。每次服 9 克，每日服 3 次，温开水送服。半个月为 1 疗程。

【功能】清热利湿、通淋排石。

【主治】肾结石。

【附记】引自《集验中成药》。屡用效佳。

52. 三金排石丸

【组成】金钱草 30 克，芒硝 15 克，鱼脑石 12 克，海金沙 9 克，鸡内金 9 克，冬葵子 9 克，石韦 9 克，甘草梢 6 克。

【制法】水丸。上药共研细末，和匀过 80～100 目筛，水泛为丸，如梧桐子大，晒干，贮瓶备用。

【用法】口服。每次服 9 克，每日服 3 次，温开水送服。半个月为 1 疗程。

【功能】清热利湿、通淋排石。

【主治】肾结石。

【加减】气虚者，加黄芪 15 克，山药 15 克，肉苁蓉 9 克；

阴虚者，加女贞子9克，枸杞子9克，当归9克，白芍药9克；湿热者加萆薢9克，萹蓄9克，滑石9克，车前子12克。

【附记】 引自《集验中成药》。屡用效佳。

53. 三金口服液（二）

【组成】 金钱草30克，薏苡仁30克，滑石30克，海金沙15克，鸡内金9克，怀牛膝9克，萹蓄9克，瞿麦9克，木香6克，琥珀末5克。

【制法】 浓缩液。上药除琥珀末外，余药加水煎煮3次，滤汁去渣，合并3次滤液，加热浓缩成口服液，再冲入琥珀末和匀即得，每毫升含生药2克，贮瓶备用。

【用法】 口服。每次服20毫升，每日服3次。10天为1疗程。

【功能】 清热利湿、通淋排石。

【主治】 肾结石及输尿管结石。

【附记】 引自《集验百病良方》。屡用效佳。

54. 鸡 硝 散

【组成】 鸡内金10克，芒硝15克，沉香3克，陈皮10克，香橼12克，香附12克，连翘15克，海金沙15克，金钱草60克，石韦30克，丹参30克，元胡12克。

【制法】 散剂。上药共研极细末，和匀，贮瓶备用。

【用法】 口服。每次服9克，每日服3次，开水冲服。

【功能】 清热利湿、理气活血、化石排石。

【主治】 泌尿系结石。

【附记】 引自《集验中成药》。屡用效佳。

55. 地金口服液

【组成】生地黄25克，金钱草50克，冬葵子25克，胡桃肉50克，石韦15克，滑石25克，瞿麦20克，炒车前子25克，川牛膝25克，生甘草梢10克。

【制法】浓缩液。上药除胡桃肉外，余药加水煎煮3次，滤汁去渣，合并3次滤液，加热浓缩成口服液，再将胡桃肉研细撒入和匀。每毫升含生药2克。贮瓶备用。

【用法】口服。每次服20毫升，每日服3次。10天为1疗程。

【功能】益肾清热、利尿通淋、排石。

【主治】尿路结石。

【附记】引自《集验百病良方》。屡用效佳。

56. 金石口服液（一）

【组成】海金沙30克，金钱草30克，滑石30克，牛膝30克，鸡内金15克，猪苓15克，木通15克，香附15克，泽泻10克，石韦10克，川楝子10克，川厚朴10克。

【制法】浓缩液。上药加水煎煮3次，滤汁去渣，合并3次滤液，加热浓缩成口服液。每毫升含生药2克。贮瓶备用。

【用法】口服。每次服20毫升，每日服3次。10天为1疗程。

【功能】清热利湿、通淋排石、理气止痛。

【主治】泌尿系结石。

【附记】引自《集验百病良方》。屡用效佳。

57. 通 金 丹

【组成】木通 10 克，金钱草 30 克，车前子 20 克，萹蓄 15 克，瞿麦 20 克，滑石 15 克，海金沙 15 克，虎杖 30 克，冬葵子 15 克，甘草梢 10 克，大黄 5 克。

【制法】散剂。上药共研极细末，和匀，贮瓶备用。

【用法】口服。每次服 9 克，每日服 3 次，开水冲服。

【功能】清热利尿、通淋排石。

【主治】泌尿系结石。症见腰痛，少腹急痛，或向阴部放射，小便混赤，尿急频涩热痛，尿中带血，有时杂有砂石，舌红苔黄腻，脉弦数或滑数。

【附记】引自《集验中成药》。屡用效佳。

58. 金蛇口服液

【组成】白花蛇舌草 40 克，金钱草 40 克，蒲公英 40 克，海金沙 40 克，车前子 20 克，滑石 20 克，白芍药 20 克，石韦 20 克，萹蓄 20 克，鸡内金 20 克，栀子 10 克，乌药 10 克，甘草 10 克。

【制法】浓缩液。上药加水煎煮 3 次，滤汁去渣，合并 3 次滤液，加热浓缩成口服液，每毫升含生药 2 克。贮瓶备用。

【用法】口服。每次服 20 毫升，每日服 2～3 次。10 天为 1 疗程。

【功能】清热解毒、利尿通淋。

【主治】泌尿系结石。

【加减】若发热者，去鸡内金、白芍药，加柴胡 10 克，黄芩 10 克，黄柏 10 克；若血尿者，去乌药，加地榆炭 10 克，茜草

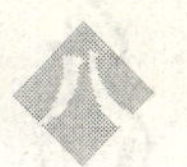

10克，大蓟10克，小蓟10克；若久病血尿者，加黄芪10克，生地黄10克，当归10克。

【附记】 引自《集验百病良方》。屡用效佳，治愈率可达92%以上。

59. 内金胡桃膏

【组成】 蒸胡桃仁500克，炙鸡内金150克，蜂蜜500克。

【制法】 膏滋。将鸡内金研为细粉，胡桃仁轧细，合蜂蜜搅匀为膏，贮瓶备用。

【用法】 口服。每次服一茶匙，每日服3次，开水调服。同时配服三金胡桃汤。每日1剂，水煎服。

【功能】 滋肾清热、渗湿利尿、通淋化结。

【主治】 输尿管结石。

【附记】 引自《名医治验良方》。周凤梧方。屡用效佳。附：三金胡桃汤：金钱草30～60克，炙鸡内金粉6克（分2次冲服），海金沙12克，石韦12克，瞿麦12克，萹蓄12克，车前草12克，滑石12克，生地黄15克，天门冬9克，怀牛膝9克，木通4.5克，生甘草4.5克，胡桃仁4枚（分2次嚼服）。上药加水600毫升，文火煎沸后30分钟，得约400毫升，二煎加水500毫升，煎法如前，余约300毫升，合并2次煎液，早晚分服。

60. 珍金散

【组成】 珍珠母60克，鸡内金12克，路路通15克，王不留行12克，海金沙15克，海浮石15克，小茴香9克，泽泻12克，麦门冬9克，丝瓜络12克。

【制法】散剂。上药共研极细末，和匀，贮瓶备用。

【用法】口服。每次服 9 克，每日服 3 次，开水冲服。

【功能】清热利湿、通淋排石。

【主治】泌尿系结石。

【附记】引自《名医治验良方》。王满诚方。多年应用本方治疗泌尿系各部位结石，均可收到良好效果。

61. 排 石 散（四）

【组成】降香 3 克，石韦 10 克，滑石 10 克，鱼脑石 10 克，金钱草 30 克，海金沙 10 克，鸡内金 10 克，冬葵子 10 克，川牛膝 10 克，甘草梢 3 克。

【制法】散剂。上药共研极细末，和匀，贮瓶备用。

【用法】口服。每次服 9 克，每日服 3 次，开水冲服。

【功能】清热利湿、排石通淋。

【主治】泌尿系结石（下焦湿热型）。

【附记】引自《名医治验良方》。贝淑英方。多年应用，疗效满意。

62. 排 石 丸

【组成】金钱草 30 克，生鸡内金 15 克，萹蓄 15 克，瞿麦 15 克，滑石 30 克，车前子 15 克，木通 6 克，冬葵子 30 克，王不留行子 18 克，牛膝 10 克，白茅根 30 克。

【制法】水丸。先将前 10 味药共研细末，和匀过 80～100 目筛，再取白茅根煎取浓汁，和药为丸，如梧桐子大，晒干，贮瓶备用。

【用法】口服。每次服 9 克，每日服 3 次，温开水送服。1

个月为1疗程。

【功能】清热消石、利水通淋。

【主治】输尿管结石。

【附记】引自《名医治验良方》。杨友信方。屡用效佳，对急性发作症状明显的效果尤佳，排石率可达56%以上。

63. 尿石口服液

【组成】金钱草50克，石韦30克，车前子24克，木通10克，瞿麦15克，萹蓄24克，栀子20克，大黄12克，滑石15克，甘草梢10克，牛膝15克，枳实10克。

【制法】浓缩液。上药除大黄外，余药加水煎煮3次，滤汁去渣，合并3次滤液，加热浓缩成口服液，再将大黄研为细末撒入和匀即可。每毫升含生药2克。贮瓶备用。

【用法】口服。每日服1次，每次服100毫升。并间断配合总攻疗法，其总攻疗法方案为：8∶30饮水500毫升，口服双氢克尿塞75毫克；8∶45服上方100毫升；9∶00饮水500毫升；9∶30饮水500毫升，阿托品1毫克肌注，速尿10毫克肌注；9∶35电针：照海（一）三阴交（十），较强刺激，断续波，留针25分钟；10∶00起床活动。

【功能】消石通淋、行气化瘀、清利湿热。

【主治】输尿管结石。

【附记】引自《名医治验良方》。周俊元方。屡用效佳。应用上述方法进行排石应掌握如下之适应证：①结石的横径小于1厘米，长径小于2厘米；②泌尿系无明显的解剖变异和病理改变；③患侧肾功能尚好，如此用之临床，其效始著。服药期间，尽量多饮水，多活动。

64. 金石灵仙膏

【组成】金钱草 600 克，石韦 300 克，萹蓄 300 克，急性子 150 克，王不留行 150 克，川牛膝 150 克，枳壳 150 克，威灵仙 150 克，鸡内金 100 克。

【制法】膏滋。上药除鸡内金外，余药加水煎煮 3 次，滤汁去渣，合并 3 次滤液，加热浓缩成清膏，再将鸡内金研细末，加蜂蜜 300 克，一并冲入清膏和匀收膏即成。贮瓶备用。

【用法】口服。每次服 15～30 克，每日服 2～3 次，开水调服。

【功能】清热利湿、理气散瘀、通淋排石。

【主治】泌尿系结石。

【附记】引自《集验中成药》。多年应用，疗效满意。

65. 金海口服液

【组成】金钱草 60 克，海金沙 20 克，鸡内金 10 克，滑石 20 克，冬葵子 15 克，乌药 15 克，牛膝 15 克，甘草 10 克，芒硝 10 克。

【制法】浓缩液。上药除鸡内金、芒硝外，余药加水煎煮 3 次，滤汁去渣，合并 3 次滤液，加热浓缩成口服液，再将鸡内金、芒硝共研为细末，一并撒入和匀即可。每毫升含生药 2 克。贮瓶备用。

【用法】口服。每次服 20 毫升，每日服 2 次，用磁化杯盛 15 分钟后再服，平日也可用此杯喝水。饮用 1 小时后可作适当跳跃活动，促石下降。30 日为 1 疗程。

【功能】清热利湿、化石排石。

【主治】输尿管结石。

【附记】引自《广西中医药》。屡用效佳。用本方治疗306例，用药3个月，治愈231例，有效54例，无效21例。总有效率为93.1%。

66. 芪通散

【组成】黄芪30克，牛膝30克，当归15克，石韦15克，三棱15克，莪术15克，金钱草50克，路路通20克，木通6克，鸡内金6克，海金沙6克，桃仁12克，红花12克，甘草10克，瞿麦10克，萹蓄10克，石见穿15克。

【制法】散剂。上药共研极细末，和匀过筛，贮瓶备用。

【用法】口服。每次服9克，每日服3次，开水冲服。服药半小时后作跳跃活动15分钟。

【功能】益气散瘀、清热利湿、通淋排石。

【主治】泌尿系结石。

【附记】引自《集验中成药》。屡用效佳，有效率达100%。

67. 五金散

【组成】金钱草30克，海金沙15克，玉米须15克，石韦15克，鸡内金10克，金铃子10克，广郁金10克。

【制法】散剂。上药共研极细末，和匀，贮瓶备用。

【用法】口服。每次服9克，每日服3次，空腹开水冲服。

【功能】清热利湿、通淋排石、理气止痛。

【主治】泌尿系结石。

【加减】肾绞痛者，加元胡10克。

【附记】引自《名医治验良方》。俞慎初方。多年应用，疗效颇佳。

68. 金附排石丸

【组成】金钱草30克，滑石30克，牛膝30克，海金沙15克，车前子15克，桃仁15克，熟地黄15克，冬葵子15克，枸杞子15克，木香10克，木通10克，桂枝10克，附子10克，鸡内金10克。

【制法】水丸。上药共研细末，和匀过80～100目筛，水泛为丸，如梧桐子大，晒干，贮瓶备用。

【用法】口服。每次服9克，每日服3次，温开水送服。

【功能】清热益肾、温阳利水、通淋排石。

【主治】泌尿系结石。

【附记】引自《名医治验良方》。吴光烈方。临床屡用，疗效显著。

69. 车石膏

【组成】车前草1000克，石韦1000克，栀子500克，甘草梢250克。

【制法】膏滋。上药加水煎煮3次，滤汁去渣，合并3次滤液，加热浓缩为清膏，再加蜂蜜300克收膏即成。贮瓶备用。

【用法】口服。每次服15～30克，每日服2次，空腹开水调服。

【功能】清热利湿、通淋排石。

【主治】泌尿系结石。

【附记】引自《集验中成药》。屡用效佳。

70. 三金行石膏

【组成】 金钱草 500 克，滑石 200 克，海金沙 150 克，鸡内金 90 克，王不留行 90 克，炮山甲 60 克（代）。

【制法】 膏滋。上药加水煎煮 3 次，滤汁去渣，合并 3 次滤液，加热浓缩成清膏，再加蜂蜜 300 克收膏即成。贮瓶备用。

【用法】 口服。每次服 15～30 克，每日服 2 次，空腹开水调服。

【功能】 清热利湿、通淋排石。

【主治】 泌尿系结石。

【附记】 引自《集验中成药》。屡用效佳。

71. 茵 金 丹

【组成】 金钱草 60 克，茵陈 30 克，大黄 12 克，芒硝 12 克，川楝子 12 克，海金沙 9 克，广木香 9 克，厚朴 9 克，枳壳 9 克，栀子 9 克。

【制法】 散剂。上药共研极细末，和匀，贮瓶备用。

【用法】 口服。每次服 9 克，每日服 2～3 次，开水冲服。

【功能】 清热利湿、理气通腑、通淋排石。

【主治】 泌尿系结石。

【附记】 引自《集验中成药》。屡用效佳。

72. 金海二石液

【组成】 金钱草 60 克，海金沙 30 克，滑石 30 克，石韦 30 克，萹蓄 30 克，乌药 15 克，甘草 6 克。

【制法】浓缩液。上药加水煎煮3次，滤汁去渣，合并3次滤液，加热浓缩成口服液。每毫升含生药2克。贮瓶备用。

【用法】口服。每次服20毫升，每日服3次。10天为1疗程。

【功能】清热利湿、通淋排石。

【主治】泌尿系结石。

【附记】引自《集验百病良方》。屡用效佳。

73. 金石散

【组成】金钱草30克，滑石30克，车前草15克，海金沙9克，炒黄柏9克，制大黄9克，萹蓄9克，瞿麦9克，泽泻9克，木通9克。

【制法】散剂。上药共研极细末，和匀过筛，贮瓶备用。

【用法】口服。每次服9克，每日服3次，开水冲服。

【功能】清热利湿、通淋排石。

【主治】泌尿系结石。

【附记】引自《集验中成药》。屡用效佳。

74. 温补排石丸

【组成】熟地黄10克，山药25克，山茱萸30克，牛膝10克，白术11克，泽泻15克，牡丹皮10克，肉桂10克，王不留行15克，制附子9克。

【制法】水丸。上药共研细末，和匀过80～100目筛，水泛为丸，如梧桐子大，晒干，贮瓶备用。

【用法】口服。每次服6～9克，每日服2～3次，温开水送服。

【功能】温补脾肾、利尿排石。

【主治】泌尿系结石。结石久停，神疲乏力，四肢欠温，夜尿多，饮食欠佳，脘腹胀满，腰背酸重疼痛，两腿酸软无力，小便不畅，大便溏薄，舌淡苔白，脉沉细。

【附记】引自《集验中成药》。屡用效佳。

75. 补肾通石散

【组成】石韦 15 克，木通 15 克，冬葵子 15 克，海金沙 15 克，车前子 15 克，金钱草 45 克，墨旱莲 45 克，首乌 20 克，枸杞子 20 克，知母 20 克，黄芪 20 克，威灵仙 30 克。

【制法】散剂。上药共研极细末，和匀，贮瓶备用。

【用法】口服。每次服 9 克，每日服 2 次，开水冲服。

【功能】滋补肾阴、泻火利水、通淋排石。

【主治】泌尿系结石。

【加减】若合并泌尿系感染者，加黄柏、苍术、怀牛膝各 10 克，连翘 15 克，紫花地丁 30 克，大黄 6 克；肾绞痛，急性发作者，加赤芍药、降香、苏木、山甲片、皂刺各 10 克，乌药 12 克；血尿甚者，加白茅根 30 克，大蓟、小蓟、炒蒲黄、五灵脂各 10 克；腹痛剧者，加乳香、没药、香附各 12 克，元胡 10 克，琥珀末 3 克；伴有腰痛者，加川续断、杜仲、桑寄生各 12 克。以上加味药不必全加，可根据症情变化选加 2～3 味即可。

【附记】引自《集验中成药》。刘宜铭方。屡用效佳。

76. 石琥四金丸

【组成】石韦 15 克，琥珀 15 克，生鸡内金 15 克，海金沙 30 克，金钱草 30 克，郁金 30 克，怀山药 30 克，滑石 30 克，甘草梢6克，地锦草30克。

【制法】水丸。上药共研细末，和匀过80～100目筛，水泛为丸，如梧桐子大，晒干，贮瓶备用。

【用法】口服。每次服9克，每日服3次，空腹温开水送服。

【功能】化石利尿。

【主治】石淋。

【加减】湿热型，加黄柏15克，栀子15克，前胡39克，茵陈39克；血瘀型，加元胡、赤芍药、丹皮各15克，大黄炭10克，川牛膝30克；气滞型，加青皮12克，元胡、川楝子、天台乌药各15克，甲珠10克；血虚型，加当归15克，生地黄30克，白芍药30克，去滑石、地锦草；气虚型，加潞党参、黄芪各30克，当归10克，去滑石、地锦草；阳虚型，加肉桂10克，淫羊藿、杜仲各15克，去滑石、地锦草；阴虚型，加枣皮、盐黄柏、盐知母各15克，去滑石、地锦草。

【附记】引自《集验中成药》。龚其恕方。经30年临床验证，疗效显著。盖石淋为湿热蕴结成石，坚硬异常，用药宜专，宜重，守方长期服用，方可获效。方中鸡内金化石，要生用有效，炒熟无化石作用；郁金，行气镇痛，可使结石下移，体壮实者，可重用30～50克；石韦、海金沙、金钱草、鸡内金为必用之品，琥珀有血尿必用；怀山药补脾益气，健胃养阴，且防苦寒清利克伐脾胃之弊。诸药配伍为用，稍作加减，确不失为治石淋之妙方。用之颇验。

77. 滑葵肾气丸

【组成】滑石35克，冬葵子17.5克，熟地黄28克，怀山药14克，山萸肉14克，丹皮10.5克，茯苓10.5克，泽泻10.5克，附片3克，肉桂3克。

【制法】水丸。上药共研细末，和匀过 80～100 目筛，水泛为丸，如梧桐子大，晒干，贮瓶备用。

【用法】口服。每次服 9 克，每日服 2 次。饭前温开水送服。

【功能】温补肾阳、化气排石。

【主治】石淋（输尿管结石）。

【附记】引自《名医治验良方》。米伯让方。屡用效佳。

78. 复方金砂散

【组成】金钱草 60 克，砂牛米 6 克，石膏 30 克，海金沙 15 克，瞿麦 15 克，灯心花 20 克，滑石 30 克，鸡内金末 9 克（生用），甘草 3 克，台乌药 30 克，威灵仙 30 克，透骨草 30 克，箭蛇泡 30 克，穿破石 30 克。

【制法】散剂。上药共研极细末，和匀，贮瓶备用。

【用法】口服。每次服 9 克，每日服 3 次，饭前开水冲服。

【功能】利水清热、通淋排石。

【主治】泌尿系结石。

【附记】引自《名医治验良方》。王香石方。屡用效佳。

79. 石琥通金散

【组成】金钱草 30 克，海金沙 24 克，滑石 18 克，萆薢 12 克，瞿麦 12 克，木通 9 克，琥珀末 6 克，甘草梢 9 克。

【制法】散剂。上药共研极细末，和匀过筛，贮瓶备用。

【用法】口服。每次服 9 克，每日服 3 次，饭前用开水冲服。

【功能】清热利湿、通淋排石。

【主治】泌尿系结石。

【附记】引自《集验中成药》。屡用效佳。

80. 通石丹

【组成】石韦30克，木通15克，金钱草30克，海金沙15克，川楝子15克，鸡内金9克，桃仁9克，红花9克，川厚朴9克，延胡索15克。

【制法】水丸。上药共研细末，和匀过80～100目筛，水泛为丸，如梧桐子大，晒干，贮瓶备用。

【用法】口服。每次服9克，每日服2次，饭前用温开水送服。

【功能】清热利湿、理气散瘀、通淋排石。

【主治】泌尿系结石。

【附记】引自《集验中成药》。屡用效佳。

81. 金石口服液（二）

【组成】石韦25克，金钱草50克，冬葵子20克，海金沙20克，鸡内金15克（研冲），滑石30克，薏苡仁30克，车前子15克，川牛膝15克，瞿麦15克。

【制法】浓缩液。上药加水煎煮3次，滤汁去渣，合并2次滤液，加热浓缩成口服液。每毫升含生药2克。贮瓶备用。

【用法】口服。每次服20毫升，每日服2次。半个月为1疗程。

【功能】清热利湿、通淋排石。

【主治】泌尿系结石。

【附记】引自《集验百病良方》。张存悌方。使用多年，屡用多效。

82. 砂虫散

【组成】砂牛虫10只。

【制法】散剂。上药焙干研末，备用。

【用法】口服。每次1～1.5克（或每次10只），每日服2次，用赤小豆30克，文旦15克，桃仁4.5克煎水送服。

【功能】活血利尿、排石止痛。

【主治】尿道有砂石阻塞，排尿困难，疼痛。

【附记】引自程爵棠《民间秘方治百病》。屡用效佳。

83. 金海排石散

【组成】金钱草50克，海金沙15克，薏苡仁12克，冬葵子12克，石韦15克，甘草梢10克，生鸡内金10克，乳香9克，牛膝15克，萆薢9克，木通5克，琥珀末3克。

【制法】散剂。上药共研极细末，和匀过筛，贮瓶备用。

【用法】口服。每次服9克，每日服3次，饭前开水冲服。

【功能】清热利湿、通淋排石。

【主治】输尿管结石。

【附记】引自《集验中成药》。屡用效佳。

84. 金鹿散

【组成】鹿角霜30克，菟丝子12克，鸡内金12克，石韦12克，海金沙12克，白芍药12克，生甘草梢9克，王不留行9克，琥珀5克，金钱草15克，乌药6克，桃仁6克。

【制法】散剂。上药共研极细末，和匀，贮瓶备用。

【用法】口服。每次服 9 克，每日服 2～3 次，饭前开水冲服。

【功能】温肾壮阳、排石活血、化瘀通络。

【主治】泌尿系结石。适用于正气虚损，脾肾阳虚，特别是肾阳虚所致泌尿系结石者。

【附记】引自《集验中成药》。多年应用，效果颇佳。

85. 四金通石液

【组成】半枝莲 30 克，金钱草 30 克，石韦 30 克，滑石 30 克，海金沙 30 克，白茅根 30 克，鸡内金 12 克，郁金 20 克，瞿麦 15 克，怀牛膝 15 克，三棱 18 克，木通 10 克，甘草 10 克。

【制法】浓缩液。上药除鸡内金外，余药加水煎煮 3 次，滤汁去渣，合并 3 次滤液，加热浓缩成口服液，再将生鸡内金研末兑入和匀，即可，每毫升含生药 2 克。贮瓶备用。

【用法】口服。每次服 20 毫升，每日服 2 次，空腹服。儿童酌减。

【功能】活血化瘀、清热利湿、通淋排石。

【主治】尿路结石。

【附记】引自《集验百病良方》。屡用效佳。现已证明：活血化瘀药物有抑制胶原合成，促进胶原分解的作用，具有增强输尿管蠕动的作用。通过活血化瘀解除由于结石所造成的管壁炎症，促进输尿管蠕动，有利于尿液通畅，结石松动，促进其分解排石。

86. 排尿石口服液

【组成】金钱草 260 克，鸡内金 160 克，冬葵子 160 克，车

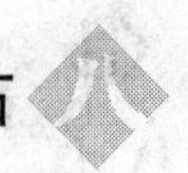

前草160克，瞿麦160克，甘草50克，琥珀80克，怀牛膝500克，泽泻160克。

【制法】浓缩液。上药除鸡内金、琥珀外，余药加水煎煮3次，滤汁去渣，合并3次滤液，加热浓缩成口服液，再将鸡内金、琥珀共研末，兑入和匀。每毫升含生药2克。贮瓶备用。

【用法】口服。每次服30毫升，每日服2次。

【功能】利尿排石、健脾补肾。

【主治】泌尿系结石。

【附记】引自曹春林《中药制剂汇编》。孕妇忌服。

87. 排石口服液（二）

【组成】车前子150克，木通200克，瞿麦150克，萹蓄150克，滑石250克，甘草50克，猪苓250克，茯苓150克，鸡内金150克，牛膝150克，金钱草300克，川续断150克，苯甲酸钠50克。

【制法】浓缩液。将上药切碎，加水浸过药面，煎煮2小时，过滤，药渣加水煎煮1小时，过滤，合并两次滤液，小火浓缩至1000毫升，加入苯甲酸钠，搅拌溶解，过滤，即得。备用。

【用法】口服。每次服30毫升，每日早、晚各服1次。

【功能】清热解毒、通淋排石。

【主治】泌尿系结石及尿道感染。

【附记】引自曹春林《中药制剂汇编》。多年应用，效果良好。

88. 石韦散（二）

【组成】石韦60克（去毛），芍药60克，白术60克，滑石60

克，冬葵子60克，瞿麦60克，木通60克，当归30克（去芦），炙甘草30克，王不留行30克。

【制法】散剂。上药共研极细末，和匀过筛，贮瓶备用。

【用法】口服。每次服6克，每日服2～3次，空腹时小麦煎汤冲服。

【功能】清热利湿、通淋排石、活血通络。

【主治】肾气不足，膀胱有热，小便淋沥，或如豆汁，或出砂石，劳倦即发。

【附记】引自宋代陈师文《太平惠民和剂局方》。屡用神效。

89. 葵子散

【组成】冬葵子30克，石楠15克，榆白皮15克，石韦15克，木通15克。

【制法】散剂。上药共研极细末，和匀，贮瓶备用。

【用法】口服。每次服1.5～3克，每日服2次，葱白汤调下。量大小加减。

【功能】清热利尿、通淋排石。

【主治】石淋涩痛不可忍。

【附记】引自明代王肯堂《证治准绳》。屡用神效。

九、乳糜尿

乳糜尿，属中医五淋中的膏淋范畴。临床所见，以50～60岁之间的人发病率最高。

病　因

本病多因斑氏丝虫病所引起，偶见于泌尿系结核或肿瘤患者中。中医认为多因过食肥甘，湿热下注；或脾虚气陷，肾虚不固，精微下注所致，与脾、肾二脏有关。在劳累或过食油腻食物时可诱发或加剧。

症　状

小便乳白色，白如豆浆，或米泔水样，或微血尿，而无尿道疼痛。初起多为湿热，久之可见本虚而成虚实兼挟之症。

治疗方药

1. 山甲散

【组成】 穿山甲片1具（或整个穿山甲，去内脏）。

【制法】 散剂。将上药置土瓦上焙干，研细末，贮瓶备用。

【用法】 口服。每次服10～12克，每日服3次，用黄酒冲服。

【功能】 通络消积。

【主治】乳糜尿。

【附记】引自程爵棠《民间秘方治百病》。屡用效佳。

2. 冬葵萆薢散

【组成】冬葵子150克，川萆薢120克，白糖30克。

【制法】散剂。上药共研极细末，和匀过筛，贮瓶备用。

【用法】口服。每次服3～5克，每日服2次，温开水送服。

【功能】清热利湿。

【主治】乳糜尿（血丝虫病）

【附记】引自程爵棠《民间秘方治百病》。屡用效佳。

3. 萆薢口服液

【组成】萆薢30克，海金沙30克，石韦30克，云茯苓18克，萹蓄15克，白茅根30克，旱莲草15克，六一散15克，白术12克，猪苓12克。

【制法】浓缩液。上药加水煎煮3次，滤汁去渣，合并3次滤液，加热浓缩成口服液。每毫升含生药2克。贮瓶备用。

【用法】口服。每次服20毫升，每日服2～3次。

【功能】清热通淋、健脾化浊。

【主治】乳糜血尿（血丝虫病）。

【附记】引自《名医治验良方》。陈克忠方。屡用效佳。

4. 膏淋散

【组成】苦石莲、益智仁、菟丝子、煅龙骨各等份。

【制法】散剂。上药共研极细末，和匀过筛，贮瓶备用。

【用法】口服。每次服3克，每日服2或3次，用荷叶15克煎汤冲服。

【功能】益肾缩泉。

【主治】慢性乳糜尿。

【附记】引自程爵棠《单方验方治百病》。屡用效佳。

5. 射干丸

【组成】射干150克。

【制法】水丸。上药研为细末，水泛为丸，如绿豆大，晒干，贮瓶备用。

【用法】口服。每次服4克，每日服3次，饭后以温开水送服。或取射干15克，水煎2次，两汁混合，兑入白糖10克，分3次口服。10天为1疗程。

【功能】解毒泄水。

【主治】乳糜尿。

【加减】对于病程较长者，可酌加川芎9克，赤芍药12克；乳糜尿伴血尿者，可酌加生地黄15克，仙鹤草15克。入丸剂各以10倍量。

【附记】引自程爵棠《单方验方治百病》。据临床观察，本方治愈率在90%以上。

6. 芪苓散

【组成】黄芪30克，土茯苓30克，杜仲15克，川续断10克，当归10克，川牛膝10克，丹参15克，益母草30克，蒲黄15克，淡秋石15克，仙鹤草30克。

【制法】散剂。上药共研极细末，和匀过筛，贮瓶备用。

【用法】口服。每次服9克，每日服3次，开水冲服。

【功能】固肾益气、活血化瘀。

【主治】乳糜血尿。

【附记】引自《集验中成药》。屡用屡验。用时，用本方治疗其他血尿，疗效也非常满意。

7. 清糜膏

【组成】白茅根1000克（鲜品），鱼腥草300克，车前草300克，土茯苓300克，生甘草200克。

【制法】膏滋。上药加水煎煮3次，滤汁去渣，合并3次滤液，加热浓缩为清膏，再加蜂蜜300克收膏即成。贮瓶备用。

【用法】口服。每次服20毫升，每日服2或3次，温开水调服。

【功能】清热凉血、解毒利湿。

【主治】乳糜尿。

【附记】引自《集验中成药》。屡用效佳，治愈显效率可达97%以上。

8. 蒲苓膏

【组成】蒲公英250克，土茯苓300克，萹蓄300克，淡竹叶150克，地肤子150克，车前草150克。

【制法】膏滋。上药加水煎煮3次，滤汁去渣，合并3次滤液，加热浓缩成清膏，再加蜂蜜300克收膏即成。贮瓶备用。

【用法】口服。每次服15～30克，每日服2次，温开水调服。

【功能】清热利湿。

【主治】乳糜尿。

【附记】引自《集验中成药》。屡用效佳，治愈率可达94%。

9. 治浊固本丸

【组成】莲须60克，黄连60克，白茯苓30克，砂仁30克，益智仁30克，姜半夏30克，黄柏30克，猪苓30克（一法75克），炙甘草90克。

【制法】水丸。上药共研细末，和匀，过80～100目筛，汤浸蒸饼为丸，如梧桐子大，晒干，贮瓶备用。

【用法】口服。每次服9～12克，每日服2～3次，空腹温酒或温开水送服。

【功能】清热利湿、固肾健脾、驱除浊精。

【主治】小便混浊，遗精，神疲腰酸，苔腻。可用于乳糜尿，慢性前列腺炎，遗精等病症。

【加减】若见小便混浊，白如米泔，凝如膏糊者，加萆薢；下元虚冷者，加乌药；兼小便淋沥者，加车前子、木通。

【附记】引自明代虞搏《医学正传》。屡用神效。

10. 秘精丸

【组成】煅牡蛎、菟丝子、生龙骨、五味子、韭子（炒）、桑螵蛸、白茯苓、白石脂（煅）各等份。

【制法】酒丸。上药共研细末，和匀，过80～100目筛，酒糊为丸，如梧桐子大，贮瓶备用。

【用法】口服。每次服9克，每日服2次，盐酒，盐汤或温开水送服。

【功能】温肾补虚固涩。

【主治】肾虚腰膝酸软，下焦虚寒、肾元不固，小便白浊，或如米泔，或如脂如膏，或小便失禁，尿液清长频数，余沥不尽，小便不畅，遗精早泄，阳事不举，女子带下，月经崩漏不止等。可用于乳糜尿，前列腺炎，前列腺肥大，小儿遗尿，男子性功能失调，肾虚带下，崩漏遗精等病症。

【加减】若治乳糜尿，可用萆薢、车前子、乌药、益智仁等煎汤送服；前列腺炎，小便不爽，可用木通、黄柏、泽泻、路路通等煎汤送服。

【附记】引自宋代严用和《济生方》。屡用皆效。凡属湿热下注，肾虚火旺等症，均忌用。

11. 菟丝子丸

【组成】菟丝子 60 克（酒浸），桑螵蛸 60 克，泽泻 3 克。

【制法】蜜丸。上药共研细末，和匀，炼蜜为丸，如梧桐子大，贮瓶备用。

【用法】口服。每次服 6～9 克（或 30 丸），每日服 2 次，空腹米汤送服。

【功能】温肾固涩。

【主治】膏淋（肾虚不固型）。

【附记】引自日本丹波元坚《杂病广要》。屡用神验。

12. 鹿角霜丸

【组成】鹿角霜、白茯苓、秋石各等份。

【制法】糊丸。上药共研细末，和匀，糊丸如梧桐子大，晒干，贮瓶备用。

【用法】口服。每次服 6～9 克（或 50 丸），每日服 2 次，空腹用温酒或灯心汤送服。

【功能】温阳化浊。

【主治】膏淋。多因忧思失志，意念不守，浊气干清，小便淋闭，或复黄赤白黯如脂膏状，疲剧筋力，或伤寒湿，多有此症。

【附记】引自日本丹波元坚《杂病广要》。屡用神效。

13. 苦参丸

【组成】苦参18克，熟地黄15克，山萸肉15克，怀山药30克，萆薢12克，石菖蒲6克，台乌药9克，益智仁9克。

【制法】水丸。上药共研细末，和匀过80～100目筛，水泛为丸，如梧桐子大，晒干，贮瓶备用。

【用法】口服。每次服9克，每日服3次，温开水送服。

【功能】滋肾缩泉、清热利湿、分清化浊。

【主治】乳糜尿。

【加减】若尿浊如膏，溺时涩痛者，加赤茯苓15克，石韦15克；若小便色红，淋涩不畅者，加白茅根30克，炒蒲黄15克，琥珀末5克；若小便色如白泔者，重用萆薢至30克，加煅龙牡各18克。

【附记】引自《集验中成药》。屡用效佳。

14. 芡实散

【组成】芡实15克，生山药15克，龙骨15克，牡蛎15克，生地黄15克，白芍药12克，党参12克，益智仁9克，川萆薢9克，台乌药9克。

【制法】散剂。上药共研极细末，和匀，贮瓶备用。

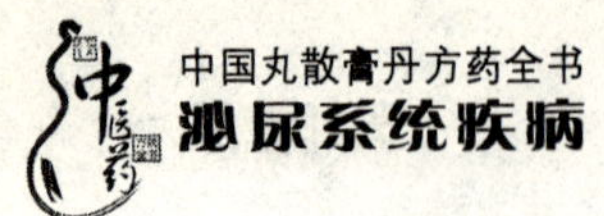

【用法】口服。每次服9克，每日服3次，开水冲服。

【功能】益肾固涩。

【主治】乳糜尿。

【附记】引自《集验中成药》。屡用效佳。

15. 白菟散

【组成】白及15克，炒菟丝子24克，杜仲18克，淮山药19克，茯苓12克，车前子12克。

【制法】散剂。上药共研极细末，和匀，贮瓶备用。

【用法】口服。每次服9克，每日服3次，开水冲服。

【功能】健脾益肾。

【主治】乳糜尿，乳糜血尿。

【加减】湿热下注者，加黄柏9克，川萆薢9克，萹蓄15克，石韦15克；脾气虚陷者，加黄芪18克，党参15克，白术9克，炒益智仁9克；肾虚不固者，加炒金樱子12克，芡实24克，熟地黄28克，枸杞子18克；血尿加旱莲草30克，小蓟30克，荠菜花30克，茜草炭12克。

【附记】引自《名医治验良方》。张沛霖方。屡用效佳，治愈率可达85%以上。

16. 消浊口服液

【组成】①黄芪30克，淮山药30克，莲子肉30克，党参15克，金樱子15克，菟丝子15克，白术10克，白果仁10克，杜仲10克。②萆薢15克，茯苓10克，石韦15克，炒黄柏10克，丹皮10克，泽泻10克，石菖蒲10克，白茅根30克，益母草30克。

【制法】浓缩液。上列 2 方，各加水煎煮 3 次，滤汁去渣，合并 2 次滤液，加热浓缩成口服液。每毫升含生药 2 克。贮瓶备用。

【用法】口服。每次服 20 毫升，每日服 2 次。半个月为 1 疗程。

【功能】①健脾利湿、固肾涩精、化浊分清。②清热利湿、活血凉血、化浊分清。

【主治】乳糜尿及乳糜血尿（脾肾两虚型用方①，湿热下注型用方②）。

【加减】有乳糜凝块，排尿不畅者，加乌药 10 克；血尿明显者，加白及 15 克；偏肾阳虚者，加肉桂 6 克。

【附记】引自《名医治验良方》。杨承先方。屡用效佳。

17. 通淋口服液

【组成】石韦 30 克，萹蓄 30 克，萆薢 30 克，刘寄奴 30 克，鸡血藤 30 克，云茯苓 12 克，生地黄 12 克，红花 12 克。

【制法】浓缩液。上药加水煎煮 3 次，滤汁去渣，合并 3 次滤液，加热浓缩成口服液。每毫升含生药 2 克。贮瓶备用。

【用法】口服。每次服 20 毫升，每日服 2～3 次。半个月为 1 疗程。

【功能】清热通淋、活血化瘀。

【主治】乳糜尿，尤宜于血丝虫病乳糜尿。

【加减】血瘀征象明显者，加云南白药 6 克（分 2 次冲服），当归 20 克，桃仁 6 克，益母草 30 克，丹参 30 克；病久脾虚者，加党参 12 克，黄芪 15 克，白术 15 克，怀山药 9 克，白果 9 克；肾虚者，加山萸肉 9 克，怀山药 9 克，枸杞子 9 克，莲子肉 12 克。

【附记】引自《名医治验良方》。陈克正方。用本方治疗乳糜尿178例，治愈143例，显效24例，好转11例，总有效率达100%。随访57例，治愈后2～9年中有24例复发，再用上方治疗，18例治愈。

18. 莲须膏

【组成】莲须300克，丹皮100克，萆薢100克，丹参150克，贯众150克，车前子250克，茯苓200克，生甘草80克，白茅根400克。

【制法】膏滋。上药加水煎煮3次，滤汁去渣，合并3次滤液，加热浓缩为清膏，再加蜂蜜300克收膏即成。贮瓶备用。

【用法】口服。每次服15～30克，每日服2次，温开水调服。

【功能】健脾利湿、凉血活血、通淋化浊。

【主治】乳糜尿。

【加减】若尿频、尿急、尿痛者，加蒲公英300克，川黄柏100克；若白尿者，加大、小蓟各100克。

【附记】引自《集验中成药》。屡用效佳，治愈显效率达100%。

19. 二金散

【组成】金钱草30克，三白草30克，海金沙15克，栀子9克。

【制法】散剂。上药共研极细末，和匀，贮瓶备用。

【用法】口服。每次服9克，每日服3次，开水冲服。

【功能】清热利湿。

【主治】乳糜尿。

【附记】引自《集验中成药》。屡用效佳。

20. 三海丸

【组成】三白草 15 克，海金沙 15 克，车前草 10 克，木贼草 10 克，淡竹叶 6 克，鲜松针 60 克。

【制法】水丸。上药除松针外，余药共研细末，和匀过 80～100 目筛，再取松针水煎 2 次，取浓汁和药为丸，如梧桐子大，晒干，贮瓶备用。

【用法】口服。每次服 9 克，每日服 3 次，温开水送服。

【功能】清热利湿。

【主治】膏淋（乳糜尿）。

【附记】引自《集验中成药》。屡用皆效。

21. 膏淋口服液

【组成】①石韦 30 克，白茅根 30 克，土茯苓 30 克，藕节 20 克，桑螵蛸 15 克，炒蒲黄 15 克，射干 15 克，血余炭 12 克，白及 12 克，黄柏 12 克，苦参 12 克，砂仁 12 克，青皮 12 克，小茴香 12 克。②土茯苓 30 克，石韦 30 克，白茅根 30 克，萹蓄 30 克，藕节 15 克，炒蒲黄 15 克，桑螵蛸 15 克，黄柏 14 克，射干 14 克，苦参 14 克，砂仁 12 克，厚朴 12 克，小茴香 12 克，黄连 8 克。③土茯苓 30 克，石韦 30 克，炙黄芪 20 克，熟地黄 20 克，制首乌 20 克，党参 15 克，白术 15 克，山萸肉 15 克，桑螵蛸 15 克，炒蒲黄 15 克，黄柏 15 克，砂仁 12 克，陈皮 12 克，黄连 6 克，炙甘草 6 克。

【制法】浓缩液。上列三方，各方均为加水煎煮 3 次，滤汁去渣，合并3次滤液，加热浓缩成口服液。每毫升含生药2克。贮瓶备用。

【用法】口服。随症选用，每次服20毫升，每日服2次。

【功能】①清热解毒、收敛止血，②同①，③补气益肾、清热利湿。

【主治】乳糜尿［湿热下注型血性用方①，非血性用方②，恢复期（初愈巩固期）用方③］。

【加减】①、②方临症加减：中气不足者，加炙黄芪、党参；肾阴虚者，加熟地黄、山药；肾阳虚者，加附子、肉桂。

【附记】引自《集验百病良方》。邢磊方。屡用效佳，有效率达100％。本病皆因湿热下注所致，实症用方①，本虚标实证用方②。经①、②方治疗尿转阴性7天后，经高脂肪、高蛋白饮食激发后，尿检仍为阴性者，再服③方2～4周，以巩固疗效。在用①、②方治疗过程中，忌食高脂肪，高蛋白食物，避免劳累，但对血红蛋白在7克％以下的虚症患者饮食不忌。

22. 芡石丸

【组成】芡实30克，石莲子30克，萆薢15克，白果15克。

【制法】水丸。上药共研细末，和匀过80～100目筛，水泛为丸，如梧桐子大，晒干，贮瓶备用。

【用法】口服。每次服9克，每日服3次，温开水送服。

【功能】补中益气、益肾固摄。

【主治】乳糜尿。

【加减】脾肾气虚型，加党参、黄芪、茯苓各15克，白术6克，陈皮6克；偏于阳虚者，加鹿角霜、菟丝子、金樱子各10克；偏于阴虚者，加生地黄、枸杞子、旱莲草各15克，泽泻6克，白茅根30克；兼见血虚者加阿胶30克；腰痛甚者，加桑寄

生、狗脊、川续断各12克；湿热下注型，加黄柏6克，石韦、白花蛇舌草、金钱草各15克，白茅根、小蓟各30克，碧玉散10克；血尿者，加参三七6克，生地榆20克；湿重于热者，加怀山药、薏苡仁、茯苓各15克；兼见心火盛者，加竹叶、萹蓄各10克，白茅根30克；夹瘀血者，加红花、桃仁各10克，丹参30克。

【附记】 引自《名医治验良方》。王英珍方。用本方治疗192例，痊愈105例，显效58例，好转15例，无效14例。总有效率为92.7%。

23. 菜花膏

【组成】 荠菜花2000克，鲜射干500克，威灵仙300克，石韦300克，白茅根300克，生地榆300克。

【制法】 膏滋。上药加水煎煮3次，滤汁去渣，合并3次滤液，加热浓缩为清膏，再加蜂蜜300克收膏即成。贮瓶备用。

【用法】 口服。每次服15～30克，每日服2次，温开水调服。

【功能】 清热利湿、凉血止血。

【主治】 乳糜尿（膏淋）。

【附记】 引自《集验中成药》。屡用效佳。

24. 金贯膏

【组成】 金钱草300克，贯众300克，荠菜花300克，萆薢300克，萹蓄300克，菝葜300克，大蓟400克。

【制法】 膏滋。上药加水煎煮3次，滤汁去渣，合并3次滤液，加热浓缩为清膏，再加蜂蜜300克收膏即成。贮瓶备用。

【用法】口服。每次服15～30克，每日服2次，温开水调服。

【功能】清热利湿、化浊凉血。

【主治】乳糜尿。

【附记】引自《集验中成药》。屡用效佳。

25. 消糜丸

【组成】山楂50克，茯苓15克，萆薢15克，车前草15克，槟榔10克，地龙10克，海藻10克，萹蓄10克。

【制法】水丸。上药共研细末，和匀过80～100目筛，水泛为丸，如梧桐子大，晒干，贮瓶备用。

【用法】口服。每次服9克，每日服3次，温开水送服。半个月为1疗程。一般可应用2～5个疗程。

【功能】健脾消食、清热利湿。

【主治】乳糜尿。

【加减】血尿、尿道灼痛而属实症者，加黄柏10克，滑石15克，金钱草15克，金银花15克；面色皖白虚浮，腰酸乏力，纳差而属虚症者，加黄芪20克，莲子肉20克，白术15克，青皮10克，五味子6克。

【附记】引自《集验中成药》。屡用效佳。

十、小便异常

小便异常，是指小便不通（癃闭）、小便失禁、多尿、尿频、尿崩等症的总称。是临床常见病症。

病　因

多因肺气壅滞；或三焦气化失司；或湿热下注；或肾虚不固，膀胱气化失司等因所致。

症　状

小便异常。

治疗方药

1. 滑桂散

【组成】滑石15克，上肉桂3.4克（去粗皮）。

【制法】散剂。上药共研极细末，和匀，贮瓶备用。

【用法】口服。每次服9～15克，每日服2次，每日早、晚空腹用温开水各冲服1次。10日为1疗程。

【功能】清热利湿、温阳固肾。

【主治】小便自出不禁（年老气血衰弱，肾气不固，每因咳嗽而致小便不禁自流）。

【附记】引自程爵棠《民间秘方治百病》。屡用有效。

2. 二 甘 散

【组成】甘草、甘遂各等份。

【制法】散剂。上药共研极细末，和匀，贮瓶备用。

【用法】外用。同时每取此散 4 克撒于脐孔中，按紧，外用胶布固定贴牢。连敷 1 昼夜。

【功能】利尿消胀。

【主治】尿潴留。

【附记】引自程爵棠《单方验方治百病》。屡用屡验。

3. 青 蒿 膏

【组成】鲜青蒿 200～300 克。

【制法】药膏。将上药捣烂如泥（勿让药汁流失），备用。

【用法】外用。用时取上药泥随即敷于脐部，上盖塑料薄膜及棉垫各 1 块，用胶布固定。待排尿后即可去药。

【功能】养阴、清热、利尿。

【主治】尿潴留。

【附记】引自程爵棠《单方验方治百病》。屡用屡验，一般多在敷药后 20～30 分钟内排尿。但对老年性前列腺肥大所致梗阻性尿潴留无效。

4. 车 泽 散

【组成】泽泻 15 克，车前子 15 克，白茅根 15 克，萆薢 12 克，白术 12 克，茯苓 12 克，桂枝 6 克，陈皮 4 克。

【制法】散剂。上药共研极细末，和匀过筛，贮瓶备用。

【用法】口服。每次服 9 克，每日服 3 次，开水冲服。

【功能】清热凉血、健脾利尿。

【主治】尿潴留（癃闭）。

【加减】若伴尿路感染者，加炒山栀 10 克，蒲公英 15 克，川黄连 6 克；若外伤引起者，加鸡血藤 20 克，牛膝 12 克，三七 6 克；若气虚者，加黄芪 20 克，党参 15 克；若兼阴虚者，加生地黄 15 克，麦门冬 15 克。

【附记】引自《集验中成药》。临床屡用，疗效满意。

5. 桑螵蛸散（一）

【组成】桑螵蛸 15 克，益智仁 15 克，黄芪 10 克，山药 10 克。

【制法】散剂。上药烘干，共研极细末，和匀，贮瓶备用。

【用法】口服。每次服 3 克，每日服 2 次，开水冲服或吞服。

【功能】温肾固摄。

【主治】小儿尿频症。

【附记】引自《黑龙江中医药》。秦英方。屡用效佳，一般服药 2～7 天即可见效或治愈。

6. 桑螵蛸散（二）

【组成】桑螵蛸、远志、菖蒲、龙骨、人参、茯神、当归、龟板（醋炙）各 30 克。

【制法】散剂。上药共研极细末，和匀，贮瓶备用。

【用法】口服。于每晚睡前用党参汤调服 6 克。

【功能】调补心肾、固精止遗。

【主治】心肾两虚，小便频数，或如米泔色，心神恍惚，健忘食少以及遗尿，滑精，舌淡苔白，脉细弱。可用于老人排尿失禁，小儿遗尿，肾功能减退的夜尿增多，遗精以及子宫脱垂等病症。

【加减】若见遗精，脉细弱者，加山萸肉、沙苑、蒺藜；滑精，健忘心悸，失眠等，加五味子、枣仁；小便频数，属心肾不足者，加怀山药、山萸肉。

本方在应用时还可酌加菟丝子、沙苑子、覆盆子、芡实、益智仁、五味子等补肾缩尿药，以增其补涩之力。体质不十分虚弱者，人参、当归可以不用；糖尿病人小便频数，加山药、山萸肉以固肾填精；神经衰弱的滑精，健忘，失眠等，再加入五味子、枣仁以养心安神。

【附记】引自宋代《本草衍义》。屡用神效。凡下焦火盛以致小便短赤或肾阳不足涩痛者，不宜用本方。

7. 温肾散

【组成】炙黄芪 12 克，益智仁 10 克，桑螵蛸 10 克，焦白术 6 克，乌药 6 克，制附片 6 克，山药 15 克。

【制法】散剂。上药共研极细末，和匀，贮瓶备用。

【用法】口服。每次服 6～9 克，每日服 3 次，开水冲服。小儿酌减，水煎服。

【功能】补气温肾、收敛固涩。

【主治】多尿症（尿频）。

【加减】夹有湿热尿痛者，加萹蓄 10 克，六一散 10 克；夹有外感流涕者，加桔梗 6 克；夹有食滞纳减者，加陈皮 6 克，焦山楂 10 克；阳虚小便清长者，加肉桂 3 克；气虚少动者，加党参 10 克。

【附记】引自《集验中成药》。多年应用，疗效显著。

8. 尿频口服液

【组成】淮小麦30克，红枣30克，珍珠母30克，夜交藤30克，磁石30克，菟丝子15克，覆盆子15克，补骨脂15克，甘草9克，茯神9克，远志9克，五味子6克。

【制法】浓缩液。上药加水煎煮3次，滤汁去渣，合并3次滤液，加热浓缩成口服液。每毫升含生药2克。贮瓶备用。

【用法】口服。每次服20毫升（小儿服10毫升），每日服2～3次。

【功能】补益肾气、养心安神。

【主治】尿频症。

【附记】引自《名医治验良方》。王玉润方。多年应用，效果良好。

9. 先利后补散

【组成】①生地黄9克，竹叶9克，萹蓄9克，瞿麦9克，车前子9克，通草3克，甘草3克。②熟地黄9克，菟丝子9克，补骨脂9克，炒白术9克，芡实9克，益智仁6克，五味子6克，炒山药12克，甘草3克。

【制法】散剂。上二方各共研极细末，和匀，贮瓶备用。

【用法】口服。每次服6～9克，每日服3次，开水冲服，或布包水煎服。先服方①，若无效，再服方②。

【功能】①利湿清热。②补肾缩尿。

【主治】小儿神经性尿频（尿频症）。

【附记】引自《集验中成药》。毕可恩方。屡用效佳。本病特点是尿频尿急，但无尿痛，无遗尿，常数月不愈，且尿检无异常发现。即用本方分两步治疗，先通利，后利涩，用之临床，无不立验。

10. 鸡苏散

【组成】滑石 600 克（飞），薄荷 60 克，甘草 100 克。

【制法】散剂。上药共研极细末，和匀，贮瓶备用。

【用法】口服。每次服 9～15 克，每日服 1～2 次，布袋包煎服。

【功能】祛暑热、利小便。

【主治】暑热烦渴，小便不利。

【附记】引自《集验中成药》。屡用效佳。

11. 温肾止遗散

【组成】生附子 30 克，吴茱萸 30 克，益智仁 50 克，煅龙牡各 20 克。

【制法】散剂。上药共研极细末，和匀，贮瓶备用。

【用法】外用。用时每取本散 25 克，用白酒适量，调和成稀糊状（以不流动为宜），外敷于双手心劳宫穴和气海穴上。上盖敷料，胶布固定，每日换药 1 次，7 次为 1 疗程。

【功能】温肾固涩止遗。

【主治】尿失禁。

【附记】引自程爵棠《手部疗法治百病》。屡用有效。本方有毒，切忌入口。

12. 固肾缩泉膏

【组成】生附子 30 克，吴茱萸 30 克，益智仁 30 克，党参 50

克，上肉桂 5 克，滑石 15 克，芡实 30 克。

【制法】散剂。上药共研细末，和匀过筛，贮瓶备用。

【用法】外用。用时取本散 30 克，以陈醋适量调和成糊状，外敷于双足心涌泉穴（双）和肚脐上。上盖敷料，胶布固定。每次换药 1 次，10 次为 1 疗程。

【功能】温阳固肾。

【主治】尿失禁。

【附记】引自程爵棠《足底疗法治百病》。笔者经验方。多年应用，效果甚佳。此方有毒，切忌入口。

13. 鹿茸丸

【组成】熟地黄 15 克，黄芪 24 克，五味子 6 克，山药 50 克，麦门冬 18 克，山萸肉 9 克，元参 9 克，补骨脂 9 克，牛膝 9 克，大芸 9 克，地骨皮 9 克，人参 6 克，鸡内金 3 克，鹿茸粉 1 克。

【制法】水丸。上药共研细末，和匀过 80～100 目筛，水泛为丸，如梧桐子大，晒干，贮瓶备用。

【用法】口服。每次服 9 克，每日服 2 次，温开水送服。或水煎服（鸡内金、鹿茸研冲），每日 1 剂。

【功能】补气生津、滋阴润燥、固肾缩泉。

【主治】尿崩症。

【附记】引自宋代陈无择《三因极一病证方论》。屡用神验。

14. 巩堤丸

【组成】熟地黄 60 克，菟丝子 60 克（酒煮），白术 60 克（炒），北五味子 30 克，益智仁 30 克（酒炒），破故纸 30 克（酒炒），附子

30 克(制)，茯苓 30 克，家韭子 30 克(炒)。

【制法】糊丸。上药共研细末，和匀，过 60～100 目筛，以山药粉打糊为丸，如梧桐子大，晒干，贮瓶备用。

【用法】口服。每次服 9 克，每日服 2 次，温酒或温开水送服。

【功能】温阳益肾、固涩止遗。

【主治】命门火衰，肾阳不足，小便频数，遗尿或排尿不禁，伴腰酸，形寒，舌淡，脉虚软而迟。可用于肾功能减退引起的夜尿增多，老人排尿失禁及小儿习惯性遗尿等病症。

【加减】若见神疲乏力，气短等气虚症者，加党参、黄芪；畏寒肢冷明显者，加仙茅、仙灵脾、巴戟天、鹿角胶；遗精，滑精者，加煅龙骨、煅牡蛎、金樱子、芡实。

【附记】引自明代张介宾《景岳全书》。屡用神验。凡湿热下注引起的小便频数，肺中痰热以致肺气不宣而遗尿者，均不宜应用本方。

15. 益肾缩泉膏

【组成】金樱子 300 克，覆盆子 300 克，熟地黄 300 克，怀山药 300 克，补骨脂 150 克，益智仁 150 克，白果 150 克，桑螵蛸 200 克，菟丝子 150 克，芡实 150 克，川芎 20 克，丹参 100 克，鹿角胶 200 克。

【制法】膏滋。上药除鹿角胶外，余药加水煎煮 3 次，滤汁去渣，合并 3 次滤液，加热浓缩为清膏，再将鹿角胶加适量黄酒浸泡后隔水炖烊，冲入清膏和匀，然后加蜂蜜 300 克收膏即成。贮瓶备用。

【用法】口服。每次服 10～15 克，每日服 2 次，开水调服。

【功能】益肾缩泉。

【主治】老年性夜尿多，且伴有腰酸腿软，头晕耳鸣，肢体倦怠等症。

【加减】如有四肢不温者，加肉桂30克，附子15克，乌药60克；如伴盗汗，烦热者，去鹿角胶、补骨脂，加龟板胶200克，山茱萸150克，知母100克，黄柏100克；如头昏眼花者，加枸杞子150克，女贞子150克，菊花60克，天麻100克；如气短乏力，食欲不振者，加人参50克，黄芪100克，茯苓150克，白术100克。

【附记】引自汪文娟《中医膏方指南》。应用本方前须进行确诊，如夜尿多，症属功能性的，用之多效，如能同时注意在睡前尽量少饮水，则效果更加明显。同时应注意增加营养，适当锻炼，增强体质，减缓衰老的进程。

16. 滋阴固肾膏

【组成】金樱子300克，芡实300克，莲子200克，白果100克，山茱萸200克，怀山药300克，黄精200克，菟丝子200克，潼蒺藜150克，何首乌300克，当归50克，熟地黄200克，白芍药300克，覆盆子300克，鹿角胶150克，龟板胶150克。

【制法】膏滋。上药除鹿角胶、龟板胶外，余药加水煎煮3次，滤汁去渣，合并3次滤液，加热浓缩为清膏，再将鹿角胶、龟板胶加适量黄酒浸泡后隔水炖烊，冲入清膏和匀，然后加蜂蜜300克收膏即成。贮瓶备用。

【用法】口服。每次服15～30克，每日服2次，开水调服。

【功能】滋肾阴、益气血、固肾缩泉。

【主治】老年性尿失禁，且常伴有腰膝酸软，形寒肢冷，头晕眼花等。

【加减】若有腰脊冷痛者，加补骨脂10克，益智仁150克，巴戟天150克；如有明显疲乏无力者，加人参30克，黄芪300克，茯苓300克；如潮热盗汗，虚烦不宁者，去鹿角胶，加黄柏150克，知母150克，川牛膝150克；如夜眠不安，容易惊醒者，加生龙骨150克，生牡蛎150克。

【附记】引自汪文娟《中医膏方指南》。屡用效佳。同时可适当服用一些抗衰老的中成药，如龟鹿二仙膏，首乌片等，以延年益寿，强身健体。还要坚持适度的体育锻炼，增强体质，延缓衰老；加强营养，不断提高机体的免疫力。

17. 参麦鹿茸丸

【组成】党参20克，玄参15克，黄芪18克，五味子9克，熟地黄24克，麦门冬12克，炒破故纸9克，炒山药24克，知母12克，肉桂3克，天花粉18克，桑螵蛸9克，覆盆子9克，鸡内金粉3克，鹿茸粉1克。

【制法】蜜丸。上药共研细末，和匀过80～100目筛，炼蜜为丸，每丸重约9克，分装备用。

【用法】口服。每次服1丸，每日服3次，开水化服。

【功能】补肾助阳、益气生津。

【主治】肾水下趋、肾气不升之尿崩症。

【附记】引自胡熙明《中国中医秘方大全》。孙以谓方。治疗13例，疗效满意。一般治疗本病以益气养阴为主，较少用温热药。本方特点有三：一则认为气至水亦至，补气即是生津；二则以肾为胃之关，关门不阖，故饮多尿多，法当固肾缩尿；三则宜用甘温补肾之品，微补肾阳，取“少火生气”之义。治疗尿崩症有独特的见解，值得临床参考。

18. 补肾润肺散

【组成】熟地黄25克，净山萸肉20克，怀山药20克，泽泻20克，茯苓25克，胡黄连10克，沙参25克，龟板20克，寸麦冬25克，枸杞子25克，五倍子10克，花粉20克，五味子10克。

【制法】散剂。上药以5倍量，共研极细末，和匀过筛，贮瓶备用。

【用法】口服。每次服10克，每日服1～2次，开水冲服。或先以本方除后3味，每日1剂，水煎服。待诸症稳定后，再服丸药，以巩固疗效。

【功能】补肾益精、润养肺胃。

【主治】尿崩症。

【附记】引自胡熙明《中国中医秘方大全》。孙云芳方。临床屡用，疗效满意。

19. 尿崩散

【组成】生地黄30克，熟地黄30克，山药30克，甘草30克，龟板60克，党参15克，麻仁15克，黄连12克，黄柏12克，木瓜12克，枸杞子12克，乌梅12克，枣仁12克，羚羊角1克。

【制法】散剂。上药共研极细末，和匀，贮瓶备用。

【用法】口服。每次服9克，另加甘草粉3克，每日服3次，开水冲服。10天为1疗程。

【功能】滋阴清热、益气补脾。

【主治】尿崩症。

【加减】舌咽干燥甚者，加鲜石斛150克，鲜芦根150克（煎水浓缩入药）；昏倦乏力，去羚羊角，黄连改为 6 克，黄柏改为 6 克，加生晒参 6 克，桑螵蛸 12 克。

【附记】引自《名医治验良方》。范仁忠方。多年应用，疗效满意。范氏根据多年临床经验，认为方中甘草、龟板、羚羊角为必用之药，对本病有卓著功效，三者入方配用，疗效提高。

20. 番木鳖散

【组成】马钱子（番木鳖）10 克。

【制法】散剂。上药去毛，用文火煨至鼓胀为度，研细末，贮瓶备用。

【用法】口服。每次服 0.6 克，每日服 2 次，温开水送服（吞服）。

【功能】消炎利尿。

【主治】各类尿潴留（包括前列腺肥大，疝修补术后，产后及结扎术后等所致者）。

【附记】引自程爵棠《单方验方治百病》。屡用效佳。一般服药 1～2 天，最多 6 天，即小便通利。

21. 二 白 膏

【组成】葱白 1～2 根，白胡椒 7 粒（研末）。

【制法】药膏。上药共捣烂如泥膏状，备用。

【用法】外用。上药为 1 次量。贴敷于肚脐上，上盖塑料薄膜，胶布固定。

【功能】温阳利水。

【主治】癃闭。

【附记】引自程爵棠《单方验方治百病》。临床屡用，疗效满意。一般敷药 3～4 小时后见效。

22. 参芪二黄丸

【组成】党参 20 克，黄芪 20 克，生大黄 10 克，车前草 10 克，茯苓 10 克，怀山药 10 克，泽泻 10 克，川黄连 10 克，白术 10 克，生甘草 8 克。

【制法】水丸。上药共研细末，和匀过 80～100 目筛，水泛为丸，如梧桐子大，晒干，贮瓶备用。

【用法】口服。每次服 9 克，每日服 2～3 次，温开水送服。1 周为 1 疗程。

【功能】益气健脾、清热利水。

【主治】尿频症。

【附记】引自《集验中成药》。多年应用，疗效满意。

23. 马齿苋膏

【组成】马齿苋 1500 克，车前草 300 克。

【制法】膏滋。上药加水煎煮 3 次，滤汁去渣，合并 3 次滤液，加热浓缩为清膏，再加蜂蜜 300 克收膏即成。贮瓶备用。

【用法】口服。每次服 20 克，每日服 3 次，温开水调服。

【功能】清热、活血、利水。

【主治】尿频症。

【附记】引自《集验中成药》。屡用效佳。

24. 双仁散

【组成】火麻仁 15 克，杏仁 9 克，生白芍 9 克，生大黄 6

克，桑螵蛸12克，覆盆子15克，枳壳5克，川厚朴5克。

【制法】散剂。上药共研极细末，和匀，贮瓶备用。

【用法】口服。每次服9克，每日服2次，开水冲服。

【功能】理气通腑、育阴缩尿。

【主治】尿频症。

【附记】引自《集验中成药》。屡用效佳，一般均在服药5～10天后获得痊愈。

25. 蒲莲口服液

【组成】蒲公英20克，半枝莲20克，茯苓12克，怀山药12克，木通12克，泽泻12克，五味子12克，生甘草10克。

【制法】浓缩液。上药加水煎煮3次，滤汁去渣，合并3次滤液，加热浓缩成口服液。每毫升含生药2克。贮瓶备用。

【用法】口服。每次服20毫升，每日服2～3次。7日为1疗程。

【功能】清热解毒、健脾利水。

【主治】尿频症。

【加减】若气血两虚者，加生黄芪、全当归、何首乌各20～30克；若腰膝酸软无力者，加川续断、杜仲、狗脊、怀牛膝各10～15克。

【附记】引自《集验百病良方》。多年应用，疗效满意。

26. 蒜盐散

【组成】食盐250克，大蒜120克。

【制法】散剂。先将大蒜捣烂，与食盐混匀，共入锅内炒热，装入布袋，扎口，备用。

【用法】外用。用时趁热取药袋敷于膀胱区中极、关元等穴处：1次热敷30分钟。若过热可垫毛巾，以防烫伤皮肤。

【功能】温通利尿。

【主治】尿潴留。

【附记】引自程爵棠《单方验方治百病》。屡用效佳。一般热敷1次即能自行排尿，最多热敷2次即见效。此法对中风小便失禁和尿毒症也有效。

27. 沉香通关液

【组成】沉香6克，牛膝10克，滑石10克，冬葵子20克，丹参10克，王不留行20克，石韦10克，赤芍药10克，桃仁6克，黄芪20克，肉桂3克，知母3克，黄柏3克。

【制法】浓缩液。上药除沉香、肉桂外，余药加水煎煮3次，滤汁去渣，合并3次滤液，加热浓缩成口服液，再将沉香、肉桂共研为细末，兑入浓缩液中和匀即可。每毫升含生药2克。贮瓶备用。

【用法】口服。每次服20毫升，每日服2次。

【功能】清热利尿、活血通络。

【主治】阑尾炎术后尿潴留（湿热瘀阻型）。

【附记】引自《名医治验良方》。林毓文方。屡用屡验。

28. 益肾丸（一）

【组成】黄芪12克，益智仁9克，柴胡4.5克，党参12克，桑螵蛸9克，陈皮1.5克，甘草6克，覆盆子12克，升麻4.5克，当归9克，白术9克。

【制法】水丸。上药共研细末，和匀过80～100目筛，水泛为丸，如梧桐子大，晒干，贮瓶备用。

【用法】口服。每次服9克，每日服2～3次，饭前温开水送服。

【功能】补肾固摄。

【主治】尿失禁（肾气虚型）。

【附记】引自《名医治验良方》。何任方。屡用效佳。

29. 益肾丸（二）

【组成】黄芪4.5克，柴胡2.4克，炒枳壳2.4克，炒杜仲10克，菟丝子10克，潼沙苑6克，覆盆子6克，桑椹子6克，生苡仁12克，淮山药12克，乌药1.8克。

【制法】水丸。上药共研细末，和匀，过80～100目筛，水泛为丸，如梧桐子大，晒干，贮瓶备用。

【用法】口服。每次服9克，每日服2～3次，空腹温开水送服。

【功能】调气益肾。

【主治】尿失禁（尿道括约肌松弛）（肾气虚型）。

【附记】引自《名医治验良方》。程亦成方。屡用效佳。

30. 硼砂散

【组成】硼砂0.6～1.20克。

【制法】散剂。上药研为细末，备用。

【用法】口服。每次服0.2～0.40克，日服3次，用温开水送服。或装入胶囊吞服。

【功能】消炎利尿。

【主治】尿潴留（癃闭）。

【附记】引自程爵棠《单方验方治百病》。屡用效佳。多在服药 3 或 4 天获效。无不良反应。

31. 葱麝膏

【组成】葱白 3 根（叶根须俱全），麝香 0.15 克。

【制法】药膏。先将葱白洗净捣烂如泥状，加入麝香稍捣和匀即可。再置铁勺内文火炒热，取出，用消毒纱布包裹两三层，稍用手压成饼状，备用。

【用法】外用。用时趁热取药膏饼，贴于患儿脐下 1.5 寸（即气海穴处）。随即用布带束于处，围绕腰背后束紧，勿使药物移动位置。

【功能】通阳利尿。

【主治】小儿尿闭。

【附记】引自程爵棠《单方验方治百病》。屡用效佳。一般贴药 10～20 分钟后即可排尿，待排至 2 或 3 次后可除去上药。所治患儿，一般外敷 1 料即获痊愈。

32. 巩堤散

【组成】补骨脂 20 克，韭子 15 克，菟丝子 20 克，白术 15 克，茯苓 15 克，附子 15 克，桂枝 10 克，巴戟天 20 克，党参 15 克，熟地黄 20 克，益智仁 10 克，砂仁 8 克。

【制法】散剂。上药共研极细末，和匀过筛，贮瓶备用。

【用法】口服。每次服 9 克，每日服 3 次，开水冲服。

【功能】补益肾气、温补肾阳。

【主治】尿失禁。

【附记】引自《名医治验良方》。夏洪生方。多年应用，疗效显著。

33. 麝 香 膏

【组成】 台麝香 0.9 克，活蜗牛 4 个。

【制法】 药膏。上药共捣烂如泥膏状，备用。

【用法】 外用。用时取上药泥涂在肚脐中，用手盖肚脐，另用开水一盆，令患者蹲盆上。每次 30 分钟，每日 2 次。

【功能】 利尿消胀。

【主治】 小便闭塞，胀闷难忍。

【附记】 引自《集验中成药》。佚人祖传秘方。屡用效佳，一般用半小时左右小便通畅，多用几次可愈。

34. 四 子 丸

【组成】 菟丝子 12 克，覆盆子 6 克，韭菜子 6 克，金樱子 6 克。

【制法】 水丸。上药共研细末，和匀，过 80～100 目筛，水泛为丸，如梧桐子大，晒干，贮瓶备用。

【用法】 口服。每次服 9 克，每日服 3 次，温开水送服。

【功能】 温阳固肾。

【主治】 老年小便频数。

【附记】 引自《集验中成药》。佚人祖传秘方。屡用效佳。

35. 芪术口服液

【组成】 黄芪 60 克，白术 25 克，紫菀 60 克，升麻 6 克，肉桂 6 克，车前子 15 克。

【制法】 浓缩液。上药加水煎煮 3 次，滤汁去渣，合并 3 次

滤液，加热浓缩成口服液。每毫升含生药 2 克。贮瓶备用。

【用法】口服。每次服 20 毫升，每日服 2～3 次。

【功能】温补脾肾、宣肺利尿。

【主治】尿潴留。

【附记】引自《集验百病良方》。孙平珍方。屡用效佳。

36. 归芪丹

【组成】生黄芪 30 克，当归 10 克，滑石 10 克，升麻 8 克，柴胡 8 克，甘草 5 克，石菖蒲 5 克，竹叶 2 克。

【制法】散剂。上药共研极细末，和匀，贮瓶备用。

【用法】口服。每次服 9～15 克，每日服 2 次，开水冲服。

【功能】补益气血、清热利湿、升清通窍。

【主治】老年性前列腺肥大所致尿潴留。

【附记】引自《集验中成药》。李文虎方。屡用效佳。

37. 甘泽散

【组成】甘草 100 克，泽泻 60 克。

【制法】散剂。上药共研极细末，和匀，贮瓶备用。

【用法】口服。每次服 9 克，每日服 2 次，开水冲服或水煎服。

【功能】清热利尿、健脾益气。

【主治】尿崩症。

【附记】引自《集验中成药》。屡用效佳，治疗 5 例，其中 2 例脑外伤，3 例有动脉硬化史，均致脑供血不足，影响垂体功能，引起抗利尿激素失常，遂致尿崩。药后均获痊愈。

38. 蒲黄散

【组成】生蒲黄、木通、荆芥、车前子、桑白皮（炒）、滑石、灯心草、赤芍药、赤茯苓、甘草（炙）各等份。

【制法】散剂。上药共研极细末，和匀，贮瓶备用。

【用法】口服。每次服6克，每日服2次，食前葱白、紫苏煎汤送下。

【功能】泻肺散瘀、清热利尿。

【主治】心肾有热，小便不通。

【附记】引自明代王肯堂《证治准绳》。屡用神效。

39. 既济丸

【组成】菟丝子15克，益智仁15克，肉苁蓉15克，茯苓15克，韭子15克，当归15克，熟地黄15克，牡蛎9克，黄柏9克（盐水炒），知母9克（盐水炒），山茱萸9克（酒制去核），五味子3克。

【制法】糊丸。上药共研细末，和匀过80～100丸，用神曲煮糊为丸，如梧桐子大，晒干，贮瓶备用。

【用法】口服。每次服9克，每日服2次（或每日100丸，分2次服），空腹时淡盐汤送下。

【功能】益肾固涩、清热养阴。

【主治】膀胱虚，小便不禁。

【附记】引自清代沈金鳌《沈氏尊生书》。屡用神验。

40. 鸡肠散

【组成】鸡肠草15克，龙骨15克，麦门冬15克，白茯苓15

克，桑螵蛸 15 克，牡蛎粉 22.5 克。

【制法】散剂。上药共研极细末，和匀，贮瓶备用。

【用法】口服。每次服 9 克，加生姜 2 片，大枣 2 枚，水煎服，日服 2 次。

【功能】清热和胃、收敛固涩。

【主治】膀胱有热，小便不禁或遗尿。

【附记】引自清代张璐《张氏医通》。屡用神验。